かんたん

看護研究計画書

書き方ガイド

研究立案から論文投稿・学会発表まで

編集 桂 敏樹　星野明子

南江堂

編　集

桂　　敏樹　　明治国際医療大学 大学院保健医療学研究科 研究科長　教授

星野明子　　大阪成蹊大学 副学長　教授

執　筆

桂　　敏樹　　明治国際医療大学 大学院保健医療学研究科 研究科長　教授

星野明子　　大阪成蹊大学 副学長　教授

細川陸也　　京都大学 大学院医学研究科 人間健康科学系専攻　講師
（元 京都大学 大学院医学研究科 人間健康科学系専攻 看護科学コース
予防看護学分野 修士課程・博士課程大学院生）

尾崎玲奈　　元 京都府立医科大学 大学院保健看護学研究科 地域看護学領域 修士課程大学院生

古俣理子　　元 京都大学 大学院医学研究科 人間健康科学系専攻 看護科学コース
予防看護学分野 修士課程・博士課程大学院生

田中真衣　　元 京都大学 大学院医学研究科 人間健康科学系専攻 看護科学コース
予防看護学分野 修士課程大学院生

はじめに

　1980年頃から看護系大学の新設が始まり，今では280校を超えています．大学院も多数設置され，看護職の実践能力や研究能力の高度化，看護学の専門性の深化が進んでいます．これまでも，そしてこれからも，看護研究は大学・教育研究機関は言うまでもなく，医療機関や行政においても広く行われ，研究成果は患者・地域住民はもちろん医療・保健にも多くの恩恵をもたらしていくことでしょう．

　この間に研究倫理に関する考えは，研究対象者の尊厳・人権を最も優先しなければならない方向性に変わりました．人を対象とした研究を行う場合，研究計画書を作成しても倫理審査を経て倫理委員会の承認が得られないと研究を始められません．このことは，倫理審査の重要性と必要性を物語っています．したがって，**まず研究計画書の作成と倫理委員会の承認からスタートすること**，そして次に良い研究を実施しエビデンスとなる研究成果を蓄積することが，質の高い看護実践の礎になります．これは，医療専門職に課せられたミッションです．

　ところが，看護ケアの向上に繋がる優れた発想の研究計画書であっても研究経費がないために研究を実施できないことがあります．このような残念なことにならないために，研究助成によって研究に必要な経費を獲得することも考えなければなりません．また，人を対象とする研究は患者や地域住民の協力があって初めて実現できるものです．したがって，研究者は研究することだけを考えるのではなく，研究成果を社会に還元し患者や住民に恩恵をもたらすことに繋げなければなりません．そのためには，論文が多くの専門職や一般の人達の目に留まることが大切です．**研究成果を学会で発表し，ジャーナルに投稿することは研究者・医療専門職としての責務です**．

　そこで，本書は倫理審査申請書とそのなかに含まれる研究計画書の書き方について，事例を用いてより詳細に解説したテキストとして，また既刊『かんたん看護研究』（南江堂）の"書き方ガイド本"としました．本書の前半は，研究計画書，倫理審査申請書，研究助成申請書の作成について具体的な内容を，後半ではデータ分析，学会発表（抄録作成等），論文投稿について説明します．本書だけでも各種書き方を学ぶことはできますが，さらに理解を深めたい人は，必要に応じて『かんたん看護研究』も参照しつつ知識を整理し，2冊の本を相互補完的に活用して理解と作成力を高めましょう．

　皆さんには，本書を活用してしっかりとした研究計画を作成し倫理審査を突破して，研究を実施し終えたら研究成果を論文として公表する経験を積み重ねてもらいたいと思います．このプロセスにおいて，本書『かんたん看護研究計画書　書き方ガイド』と姉妹書『かんたん看護研究』がお役に立てば幸いです．

2024年冬　京都

桂　敏樹

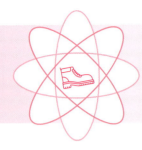

本書のねらいと使い方

1 しっかりとした研究計画書を作成して，倫理審査を突破し，研究助成を得る

　臨床や地域において研究を行い，成果を論文にまとめて公表することは，医療専門職に備わっていなければならない基本的な能力です（姉妹書『かんたん看護研究 改訂第2版』より[1]）．研究を始めるうえで研究計画書の作成は欠かせないものです．そのため，看護職は研究計画の目的をみすえ，しっかりとした研究計画書を作成し，研究を実施し成果を論文として公表することに努めなければなりません．

　ところが，研究を進める場合，まず倫理審査を受けて承認を得なければ研究を始めることができません．そのため，倫理審査申請書を作成し，所属機関の倫理審査委員会（機関・組織によって名称は異なります）に倫理審査の申請手続きをしなければなりません．実は，**倫理審査申請書には研究計画書の内容が含まれているのです**．

　一例として修士課程の大学院生が学位論文を作成する場合についてみてみましょう．大学院生は通常2年間で修士論文を書き上げて，論文審査に合格して大学院を修了します．したがって，研究計画書を作成することは，修士論文を書き上げて大学院を修了するための出発点といえるでしょう．

　人を対象とする研究では研究計画を含んだ倫理審査申請書を提出し倫理審査を受けて，承認を得た後に研究を実施します．このプロセスなくして実際の研究はスタートしません．倫理審査突破は，大学院生にとって必須なのです．

　その他に，研究にはさまざまな経費が必要です．大学院生や現場の看護職には研究費が必ずしも潤沢にあるとは限りません．研究費があればもっと良い研究ができるのにと地団駄を踏む経験は誰にもあることです．そうならないために，研究者はなんとか研究費を獲得しようと知恵を絞っています．研究助成（科学研究費補助金，民間研究助成等）についてインターネットで調べて，研究助成申請書を作成し応募しています．これにも研究計画書はつきものです．

a 研究計画書と倫理審査申請書・研究助成申請書との関係

　以上のような理由から研究計画書は倫理審査申請書と研究助成申請書のいずれにも欠かせないものですので，両者を念頭に置いて作成することをお勧めします．

それでは，ここで研究計画書と，倫理審査申請書および研究助成申請書の関係をみてみましょう．**図1**に示すように，いずれの申請書にも研究計画を立案する際に検討する項目と内容を記載しなければなりません．事前にしっかり研究計画を考えて計画書を作成しておけば，倫理審査を申請する時にも研究助成に応募する時にも，申請書作成の指示に従って機械的に研究計画の内容を申請書に落とし込めるので，効率よく作業ができます．

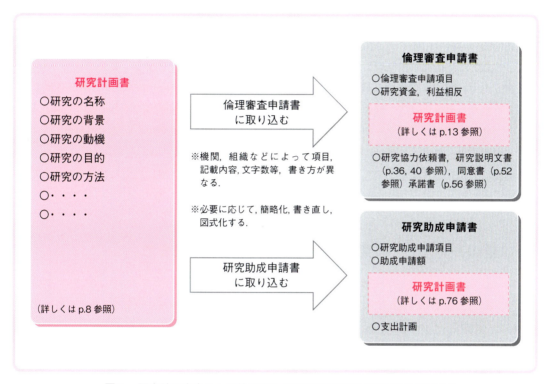

図1 研究計画書をもとに倫理審査申請書や研究助成申請書を作成する

研究を実施するために，まず研究計画書を作成しなければなりません．**研究計画書とは，実施しようとする研究の目的と内容について記載した文書**のことです．そして，研究を実施する前に倫理審査が必要です．**倫理審査とは，人を対象とする研究を行う場合，倫理指針（文部科学省，厚生労働省）に沿った研究であるかを審査**するものです．倫理審査申請書とは，この審査を受けるために構成される文書のことで，一般的に「審査申請書」，「研究計画書」，「研究協力への依頼書・研究説明書・同意書」，「（研究協力施設からの）承諾書」からなります．また，**研究助成申請書は，研究に必要な費用（たとえば，物品費，旅費，謝金，消耗品費，通信費，論文投稿費等）を獲得するために，大学内外の研究助成に応募するための文書**のことです．

審査結果がどのようなものであっても，倫理審査や研究助成の申請によって計画の内容がブラッシュアップされ，洗練されます．絶好の機会と捉えて結果を恐れず，申請にチャレンジしましょう．

2 看護研究のプロセス全体像 ―研究山に登山して下山するまで

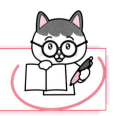

　次に,大学院生や看護職が研究を始めて,研究成果を論文に掲載するまでのプロセスを山にたとえてみてみましょう.

　看護研究の過程で踏破すべき山を仮に計画山,倫理山,研究山とし,まとめて研究三山とよぶことにしましょう.研究三山に登る登山計画をたとえると図のようになります(**図2**).

　研究三山(計画山,倫理山,研究山)を踏破するためには,まず自宅での登山準備が必要です.準備を終えたら天候を見て,登山口から山頂を目指して一歩一歩歩んでいくことになります.ルートとしては,研究山に登頂する前に,まず計画山を越えて,さらに倫理山を踏破して研究山登頂を目指します.場合によっては助成岳を巡るルートもあります.

　研究山に登頂したら眺望を楽しんで,別のルートから下山して,無事に自宅に戻らなければなりません.

a 登山ルート ―研究計画書作成から研究実施まで

　まず,研究実施までの登山プロセスは,おおよそ以下のようになります(**図2**).

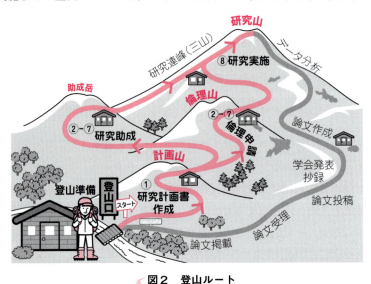

図2　登山ルート

①研究計画書作成　→　〈②研究助成申請書作成　→　研究助成申請書提出〉　→　③倫理審査申請書作成　→　④倫理審査申請書提出　→　⑤受付チェック・審査開始　→　⑥倫理審査(意見・返答・申請書修正)　→　⑦倫理審査承認(承認書発行)　→　⑧研究実施(スタート)

〈②番は固定ではなく,プロセスのどこかに含まれることになります〉

b 下山ルート ―データ分析から論文掲載まで

研究を実施した後の研究成果発表に向けて下山を開始します．下山プロセスは，おおよそ以下のようになります（**図3**）．

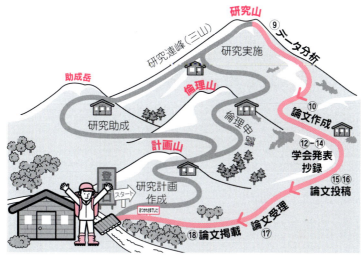

図3　下山ルート

⑨データ分析　→　⑩論文作成　→　（⑪学会入会）　→　⑫学会総会参加・発表手続き　→　⑬抄録作成　→　⑭学会発表　→　⑮ジャーナルの選択　→　⑯論文投稿　→　⑰査読・論文受理　→　⑱論文掲載

3　本書の構成と内容

　本書は，看護職，大学院生，その他これから初めて研究を行う初学者の皆さんを対象にしています．

　前半では，良い研究を行うために，しっかりとした研究計画書の書き方をみていきます．ルートとしては，**研究計画書の作成**，**倫理審査申請書の作成**，**倫理審査の申請と承認**，そしてその後の**研究実施**に至るプロセスになります．

　後半は，研究成果を公表するために，**データを分析**して**学会に発表**し**論文**を**ジャーナル**に**掲載**する方法をみていきます．ルートとしては，研究を実施した後データを分析し結果を得て，学会発表（抄録・スライド・ポスター作成），論文投稿，そして論文掲載に至るプロセスになります．内容は，事例を交えながら説明し，学びが深まるように記載しています．

看護研究においてよく用いられる研究デザインに「量的研究」と「質的研究」があるのはご存じのとおりです．研究を進める場合，研究の問い（リサーチクエスチョン），目的，仮説の有無などから，これらの方法を使い分けます．今後皆さんがどちらの研究デザインを必要としても大丈夫なように，本書ではまず量的研究を土台に第1歩〜第6歩で全体の流れを説明し，その後に第7歩で質的研究に特徴的な内容を解説していくことにします．
　両方の解説を読んで研究の問いに合う研究デザインを選び，しっかり研究計画書を考え作成して，倫理審査を突破できるようにしましょう．

◆文献◆
1）桂　敏樹, 星野明子：かんたん看護研究，改訂第2版，南江堂，2020

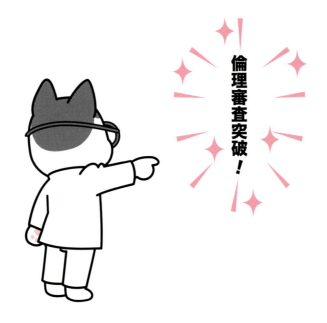

目　次

第 0 歩　研究を充実させるために　まずは入念な準備から
桂　敏樹

まずは登山前の準備が大切！（研究計画書を書く前にすべきこと） ……………… 2
- **a** 普段の仕事の仕方が大切です ………………………………………………… 2
- **b** 普段から心掛けておくべきこと ……………………………………………… 2
- **c** 研究の全体像（構想）を整理する …………………………………………… 3

第 1 歩　しっかりとした研究の設計図を作り　倫理審査を突破しよう
桂　敏樹

第 1 章　研究計画書とは何か？ …………………………………………………… 8
- **1** 人を対象とする研究は倫理審査が必須！ …………………………………… 8
- **2** 研究計画書とは何か ……………………………………………………………… 8
- **3** 研究計画の全体についておさえよう ………………………………………… 9
  - **a** 書くべき要素と書くうえでの留意点 ……………………………………… 9
  - **b** 書くべき具体的内容は，これだ！ ………………………………………… 10
- **4** 倫理審査申請書の研究計画書に何を書かなければならないか ………… 13

第 2 章　倫理審査申請書の研究計画書，具体的な書き方は，これだ！
桂　敏樹，星野明子
………………………………………………………………………………………… 18
- **1** 書き方ガイドの読み方と学習方法 …………………………………………… 18
  - **a** ページ構成について ………………………………………………………… 18
  - **b** 事例学習の進め方 …………………………………………………………… 19
- **2** *研究計画書の書き方ガイド*
  量的研究事例　幼児期の社会的スキルの発達
細川陸也，桂　敏樹
………………………………………………………………………………………… 20

第 3 章　研究説明文書の具体的な書き方は，これだ！
細川陸也，桂　敏樹
………………………………………………………………………………………… 36
- **1** 研究説明文書とは何か ………………………………………………………… 36
- **2** 研究説明文書には何を書かなければならないか …………………………… 36
- **3** *研究説明文書の書き方ガイド* ……………………………………………… 40

第4章　同意書の具体的な書き方は，これだ！
細川陸也, 桂　敏樹
··· 48

1 同意書とは何か ··· 48

2 同意書における注意点 ·· 48
　a 未成年者を対象とした場合の基準 ··· 50

3 *同意書の書き方ガイド* ··· 52

第5章　承諾書の具体的な書き方は，これだ！
細川陸也, 桂　敏樹
··· 56

1 承諾書とは何か ··· 56
　a 同意書と承諾書の違い ··· 56

2 承諾書には何を書かなければならないか ···································· 56

3 *承諾書の書き方ガイド* ··· 57

第 2 歩　研究計画書の仕上がりを自己チェックしよう
桂　敏樹

第1章　倫理審査や研究助成を申請するときに仕上がりを自己チェックしよう ······································ 61

1 Check 1　本研究の着想に至った経緯，学術的意義，独自性・独創性などを仕上げるうえでのチェックポイント ···································· 61

2 Check 2　研究目的，研究方法を仕上げるうえでのチェックポイント ················· 63

3 Check 3　研究遂行能力および研究環境を仕上げるうえでのチェックポイント ········ 64

4 Check 4　倫理的配慮を仕上げるうえでのチェックポイント ····························· 65

第2章　倫理審査や研究助成を申請するときはマナーを守ろう ···················· 67

1 マナー1　第三者に対する心遣いをしよう！ ··································· 67
　a 審査する第三者のために工夫すべきポイントは何か ····························· 67

2 マナー2　分かりやすい図表を描こう！ ··· 68

第3章　提出前に再度，全体の最終チェックをしよう ··························· 70

1 書類を提出する前に，最後に申請書を読み返す ······························ 70

2 倫理審査申請前に最後のチェックをしよう ··································· 71

第 **3** 歩 研究助成を申請してみよう

桂　敏樹

第 1 章　研究助成の獲得にトライしよう ………………………… 74

1 研究助成申請書を作成する　　　　　　　　　　　桂　敏樹, 星野明子
……………………………………………………………………… 74

2 研究助成申請書の具体的な書き方は, これだ！ ……………… 75

3 研究助成申請書の書き方ガイド
事例　SOMPO福祉財団・ジェロントロジー研究助成 申込書　　田中真衣, 星野明子, 桂　敏樹
……………………………………………………………………… 76

第 2 章　科学研究費補助金の獲得にトライしよう
細川陸也, 桂　敏樹
……………………………………………………………………… 99

第 **4** 歩 研究計画書に沿って研究を実施しよう

桂　敏樹

a 円滑に研究を進めるためにあらかじめ対象およびフィールド等と調整する
細川陸也, 星野明子, 桂　敏樹
……………………………………………………………………… 102

b 対象フィールドが決まったあとも困難はある …………………… 102

c 調査票の回答率を高める実践的な方法 ………………………… 103

d 質問紙調査のクレーム対応 ……………………………………… 106

e 郵送調査とWeb調査の違い …………………………………… 107

第 **5** 歩 データを分析し結果を分かりやすく示そう

桂　敏樹

a 分析方法は研究計画書に示しておこう ………………………… 110

b 研究結果を分かりやすく示すための方法を考えよう …………… 110

第 1 章　分析方法の示し方・見える化は, これだ！
— 多変量解析について ………………………………… 111

1 多変量解析とはどのようなものか ……………………………… 111

2 多変量解析で何ができるのか …………………………………… 112

3 多変量解析の目的と手法は何か ·· 112
　　a データを予測する場合 ·· 113
　　b データを要約する場合 ·· 113
　　c 交絡因子について ··· 114

第2章　分析結果の示し方・見える化は，これだ！
細川陸也，桂　敏樹
··· 115

1 分析結果の示し方に必要な5つのポイント ····································· 115
2 分析結果を示す図表の作り方 ·· 117

第 **6** 歩　研究成果を公表しよう
桂　敏樹

第1章　学会で発表しよう
細川陸也，星野明子，桂　敏樹
··· 126

1 学会発表までの手順を理解して準備しよう ···································· 126
　　a 専門の学会で発表するまでの手順 ··· 126
　　b 学会発表するための準備 ··· 126
2 当日の流れを把握しよう ··· 127
3 抄録・口演スライド・ポスターの書き方は，これだ！ ··················· 127
　　a *抄録の書き方ガイド*
　　　事例　就学児の携帯情報端末の使用と問題行動との関連
細川陸也，桂　敏樹
··· 128
　　b *口演スライドの書き方ガイド*
　　　事例　就学児の携帯情報端末の使用と問題行動との関連 ·············· 130
　　c *ポスター（示説発表）の書き方ガイド*
　　　事例　中山間地在住高齢者のQOLに関連するフレイル　田中真衣，細川陸也，星野明子，桂　敏樹
··· 136
　　d 学会発表を終えたら，その次は
細川陸也，桂　敏樹
··· 138

第2章　論文投稿から論文掲載までの道のりは，これだ！
細川陸也，星野明子，桂　敏樹
··· 139

目次　xiii

第7歩　質的研究編
星野明子

❀ 第1章　質的研究の設計図を作ろう
── 研究計画書に何を書かなければならないか ･････････････ 144
1 質的研究の研究計画の全体像をつかもう ･･････････････････････････ 144
　a　質的研究計画書作成のポイント ･････････････････････････････････ 144
　b　量的研究と質的研究 ･･･ 145
　c　自身の研究テーマの検討と概念分析 ･････････････････････････････ 146
2 質的研究の分析の方法を研究計画書に示そう ･････････････････････ 147

❀ 第2章　質的研究の研究計画書，倫理審査申請書の
具体的な書き方は，これだ！ ････････････････････････ 152
1 *研究計画書の書き方ガイド*
　質的研究事例①　聴覚障害者の受診　　　　　　　　　　尾崎玲奈，星野明子
　　･･･ 152
2 *研究計画書の書き方ガイド*
　質的研究事例②　超高齢者の老いの受容　　　　　古俣理子，星野明子，桂　敏樹
　　･･･ 166

❀ 第3章　質的研究のデータを分析し結果を分かりやすく示そう
星野明子
　　･･･ 174
1 対象者（研究協力者）の属性等を含めた特徴を示す表 ･････････････ 174
2 最終的な分析結果の記述の実際 ･･･････････････････････････････････ 175
3 全体の構造図を示す ･･･ 177

❀ 第4章　質的研究の研究成果を公表しよう ･･････････････････ 178
1 *事例①に基づく雑誌投稿論文の書き方ガイド*　　　　　尾崎玲奈，星野明子
　　･･･ 178
2 *事例②に基づく学会発表（抄録）の書き方ガイド*　　古俣理子，星野明子，桂　敏樹
　　･･･ 206

索　引 ･･･ 210

第 0 歩

研究を充実させるために まずは入念な準備から

　皆さんが充実した研究を行うために，研究の設計図である研究計画書をしっかり作らなければなりません．「研究三山（計画山，倫理山，研究山）」を安全に登山して，無事に下山できるために必要な，具体的な準備とは何でしょうか．研究計画を作る前に，実は既に研究は始まっているのです．登山に備えて準備をするのと同じですね．それでは，ルートに沿ってみていきましょう．

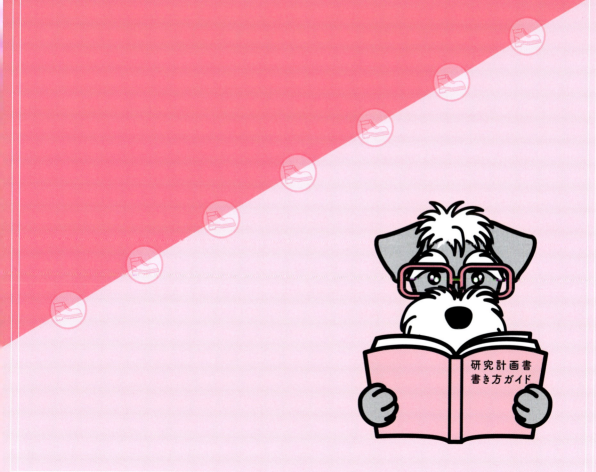

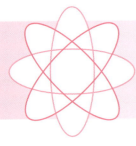

まずは登山前の準備が大切！
（研究計画書を書く前にすべきこと）

a 普段の仕事の仕方が大切です

　日々の臨床現場で疑問に感じたり，課題を見逃さずに気づけたり，また新しい方法や手技を思いつけるかどうかは，何で決まるのでしょうか．それは，「普段から問題意識をもち観察眼を働かせて日々の仕事をしているか」です．これが，研究の発想に繋がる大切な心構えです．まさに専門職としてのパッションとマインドが研究を始める前に問われているといえます．

b 普段から心掛けておくべきこと

　しかしそう言われても何から始めたらよいか分からない人もいるでしょう．お勧めしたいのは下記の3つです．

- 普段から論文を読む習慣を身につける
- 気づきや思いつきをメモに書きとめる
- 研究する価値があるかを再考する

　研究は新しい知見を看護学に付け加える営みです．普段から論文を読む習慣があると関連領域に関する最新の知見が把握でき，研究に関する最新の動向も分かります．このような習慣に加え，気づきや思いつきをメモしておくことで，本当に研究する価値があるかを考える力，新しい知見を発見できる力を自然と養えます．そして研究計画書を書く前に，その気づきや思いつきは本当に研究するに値するかを再度考えることが大切です．

研究の全体像（構想）を整理する

ある程度，研究したい方向性が頭の中に描けたら，次は研究の全体像を整理しましょう．

1 まずはシートを使って整理しましょう

論理的なストーリーを組み立てることができると，構想の内容が理解し易くなりますし，アピールしたい点を漏らさず書き進められます．また，概要図などの図を用いて骨子を整理して見える化できると全体像がより分かりやすくなります．

まずは何らかの**シートを使って研究の構想を整理**しましょう．研究計画書を書くことで論理性の破綻と，重要な項目や内容の漏れを避けることができます．シートには以下の項目があると整理し易く分かりやすくなるでしょう（**図1**）．シートは自分好みに作成，工夫してみてください．

	背景・問題提起	提案内容・独自性	得られる成果，その後の展開
❶	どのような背景（社会的な背景など）から生まれてきたものか（背景）	どのような提案があり，解決策を示そうとしているか（提案内容）	研究を実施するとどのような成果が予想されるか（得られる成果）
❷	何が課題であるか（問題提起）	どのような強みがあり，アピールできる点があるのか（独自性）	実施されるとどのような学術的進展や社会に対する貢献があるのか（その後の展開）

図1 研究の全体像（構想）を整理する（概要図）

2 研究の構想を整理して骨子を組み立てる場合，大切なポイントが4つあります

シートによる構想整理が終了したら，もう少し文字数を増やして具体的に骨子を組み立てましょう．研究構想の骨子を組み立てる場合，以下の4つが満たされているかは重要なポイントです．

①研究計画の論理性：研究計画は，論理的に構成されており，前後の繋がりに整合性があるかを確認しましょう．

②重要項目の記入漏れはないか：研究計画に必要な重要項目が漏れなく書かれているか確認しましょう．

③論理的なストーリー構成：研究計画は，理解しやすいように筋道が分かりやすい論理的なストーリーになっているか確認しましょう．

④研究の魅力をアピール：研究の斬新さや新規性，意義を十分にアピールし，伝えられているか確認しましょう．

3 研究構想を整理するにあたって前提とすべきこと

最後に研究構想を整理する際に気をつけてほしいことがあります．

1）研究の構想を小さくしすぎない

①構想を必要以上に小さくせずに，研究の学術的な意義を中心に記載しましょう．

②大きな研究構想では，抽出した要素のみを記載するのではなく，背景に拡がっている大きな研究構想も合わせて記載するようにしましょう．

2）研究の実現可能性をはっきりと示す

①せっかく魅力的な研究を構想しても，できそうにない無謀な研究と誤解されないために，実現できる可能性を記載しましょう．

②研究課題の目的は，研究計画，研究期間，研究体制・組織，研究経費・予算（たとえば申請する研究費，取得している研究費など）によって実現可能かを記載しましょう．

③これまでに行った予備的調査の結果なども示しながら，実現可能性が高いことが分かるように記載しましょう．

　研究構想は，研究の拡がりと魅力を示さなければなりません．しかし，一方で，研究の実現可能性も示さなければなりません．ときに相反するこれら 2 つの内容についてバランスよく書く必要があります．両者のバランスを保つために，事前に整理した構想内容を活かして工夫しましょう．

　また，研究計画書は限られた紙面に記載しなければなりません．したがって，要点を絞り，大事なポイント（研究の学術的な意義，魅力，実現可能性，具体的な方法）を落とさず，紙面に収まるよう何度も書き直してコツをつかみましょう．

◆文献◆
1）桂　敏樹，星野明子：かんたん看護研究，改訂第 2 版，南江堂，2020
2）京都大学学術支援室，科研費申請書の教科書（※学内限定）

MEMO

第 1 歩

しっかりとした
研究の設計図を作り
倫理審査を突破しよう

　第1歩では，研究の設計図をしっかりと作るために，研究計画書に書く項目と内容を確認します．その後に，倫理審査申請に提出する研究計画書の事例を示し，具体的な記載例をみていきます．

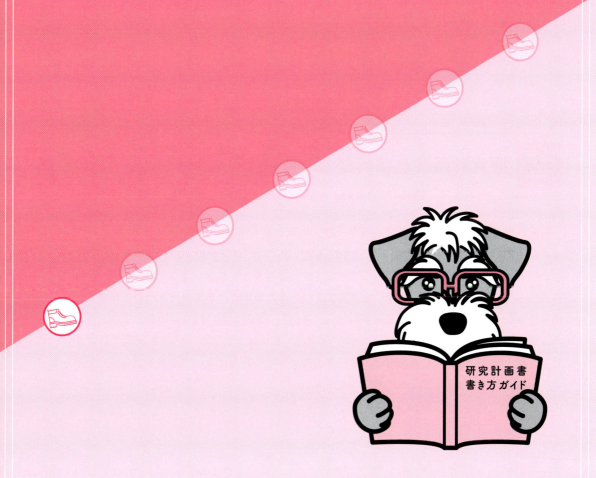

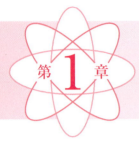

第1章 研究計画書とは何か

1 人を対象とする研究は倫理審査が必須！

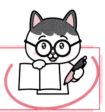

倫理審査とは，人を対象とする医学系研究（以下，医学系研究）を行う際，研究機関等の倫理委員会において，研究実施の承認を得るための審査です．医学系研究は，医療保健分野の発展に重要ですが，研究対象者の尊厳・人権は，研究から得られる成果以上に優先されなければなりません．医学系研究は，研究対象者の身体・精神に対して影響を与え，倫理的・法的問題を招くリスクがあります．そうした観点から，**研究を行う前に倫理審査の承認を得ることは医学系研究に必須**となっており，多くの学会発表や論文投稿の要件にもなっています．厚生労働省・文部科学省は，研究対象者を守るとともに適正かつ円滑に研究を実施できるように，憲法，個人情報保護に関する諸法令，ヘルシンキ宣言等の倫理規範を踏まえ，「人を対象とした医学系研究に関する倫理指針」（以下，倫理指針）を定めています．

2 研究計画書とは何か？

研究計画書とは，実施する研究の背景（研究に取り組もうと考えた動機），目的（研究で何を明らかにするのか），手法（研究の具体的な対象や方法）などを簡潔にまとめた書類です．研究計画書の作成は，適切な研究を行うために重要ですが，倫理審査の承認を得るためにも必要です．倫理審査の主な流れを**図1**に示します．**倫理審査を受けるためには，まず研究計画書を作成する必要が**あります．その研究計画書を倫理審査委員会に提出し，必要があれば修正のやり取りを行い，承認後に研究の実施が可能となります．では，研究計画書にはどのような内容を記載すればよいのでしょうか．研究計画書の記載事項は，各研究機関の倫理委員会によってさまざまな様式がありますが，その基本要素は倫理指針が参考になります．

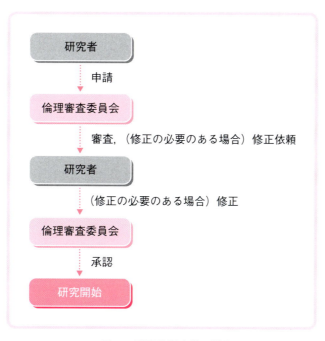

図1　研究倫理申請の流れ

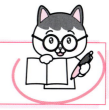

3　研究計画の全体についておさえよう

 書くべき要素と書くうえでの留意点

研究計画に該当する項目として書く必要があるものにおおよそ以下のものがあります．

1. 本研究の着想に至った経緯など
2. 研究の学術的背景，研究課題の学術的「問い」
3. これまでの研究活動
4. 研究の目的および学術的独自性と創造性・独創性
5. 研究方法など
6. 研究を実施するための経費とその必要性
7. 研究業績
8. 倫理的配慮

また，研究計画書を書くうえで，総論的に留意しなければならない点が3つあります．

- ・一文は長くなり過ぎないように簡潔に書く
- ・読む人が理解しやすいように研究の全体像，具体的な目標，方法，意義を書く
- ・項目を分けて，読みやすく理解しやすいように書く

b 書くべき具体的内容は，これだ！

それでは，上記に挙げた「書くべき要素」について，それぞれ詳しくみていきましょう．

☞は，この後に示す量的研究事例のどの項目がおおよそ対応しているかを示しています．さらに具体的な書き方を確認したい場合は，実際に事例（p.20）を参照してください．

☐ **本研究の着想に至った経緯など**
　☞ p.20，事例，「2．研究の背景」
　1）着想に至った経緯は，以下の5点に留意して書くと分かりやすくなるでしょう
　　①これまでの研究成果について自分自身の研究成果や文献を交えて書く
　　②自分自身や他者の研究論文を引用して，自分自身の研究が国内外の研究のどこに位置付けられるのかを書く
　　③これまでの研究と今回の研究の関係性や相違点を書く
　　④これまでに関係機関等と連絡を取っていることや自身の研究環境が既に整っていることを書く
　　⑤自分自身や共同研究者（研究分担者）に研究環境や研究を実施できる能力が備わっていることを具体的に書く

☐ **研究の学術的背景，研究課題の学術的「問い」**
　☞ p.20，事例，「2．研究の背景」
　●学術的背景と学術的「問い」は，セットで書いた方が分かりやすいでしょう．
　1）**学術的背景は，以下の4点に留意して書くと分かりやすくなるでしょう**
　　①何が明らかになっていないのかを具体的に書く
　　②それはなぜなのかを簡潔に書く
　　③自分自身と他者の研究を区別して何が違うのかを書く
　　④自分自身の研究を引用して書くことで研究の実績や実施能力を示すことができる

2）学術的背景を踏まえたうえで，学術的「問い」は，以下の3点に留意して書くと分かりやすくなるでしょう
　①学術的な重要性と妥当性を意識して「問い」は何かを書く
　②必要な場合は，俯瞰的な視点で研究の位置づけを意識して学術的「問い」を書く
　③応用研究では研究による波及効果を示して，それを「問い」に置き換えて書く

☐ これまでの研究活動
　☞ p.20，事例，「2．研究の背景」
1）これまでの研究活動は，以下の5点に留意して書くと分かりやすくなるでしょう
　①研究課題に繋がる研究活動とその成果，関係性を書く
　②研究の実施能力や実現可能性を示す，これまでの研究活動を書く
　③臨床研究では医療機関との関係性と臨床における研究活動を書く
　④フィールド研究ではフィールドとの関係性とフィールドにおける，これまでの研究活動を書く
　⑤共同研究者，研究協力者等との関係性と研究活動の実績を書く

☐ 研究の目的および学術的独自性と創造性・独創性
　☞ p.20，事例，「2．研究の背景」，「3．研究の目的・意義」
1）研究目的は1点に留意して書きましょう
　①目的は学術的「問い」の解明に繋がることが分かるように書く
2）学術的独自性と創造性・独創性は，以下の2点に留意して書くと分かりやすくなるでしょう
　①前者は，これまでの研究成果や予備調査のデータなどを用いて研究の強みや独自性（発想，方法）を書く
　②後者は，独創的アプローチ，創造的手法や，研究成果から創造される社会的還元，学術的深化，他分野への波及効果などを書く

☐ 研究方法など
　☞ p.20, 22, 24, 26, 28，事例，「4．研究対象の選定方針」，「5．研究デザイン」，「6．対象者登録の手順」，「7．観察・検査項目とスケジュール」，「10．研究期間」，「11．解析の概要」
1）研究方法は，以下の6点に留意して書くと分かりやすくなるでしょう
　①目的を達成するための具体的な研究計画を立案し，5W1Hを意識して実施方法を書く

第1歩　しっかりとした研究の設計図を作り倫理審査を突破しよう

②方法の項目（対象，調査・実験など）ごとに具体的な内容を書き，相互の関係にも触れる

③収集したデータを分析・解析する方法を具体的に書く

④研究目的，研究方法の妥当性を意識し研究のスケジュール（図表など）を示して，具体的に書く

⑤研究体制は見出しを付けて，分担者，協力者等の役割分担を含めて書く

⑥研究計画と研究経費との関係を書く

□ 研究を実施するための経費とその必要性

☞ p.32，事例，「16．研究資金」

1）研究を実施するための経費とその必要性は，以下の4点に留意して書くと分かりやすくなるでしょう

①項目（物品費，旅費，謝金，その他など）について具体的な内容，金額を書く

②経費は現行価格を調べて，研究計画に即して物品名，型番，単価や適切な数量，価格，人員数，単価，時間数等を含めて書く

③研究に利用可能な物品ではあるが自分自身が既に保有しているものは除き，真に必要なものを書く

④項目に記載した内容について，その必要性や経費が妥当である旨の説明を書く

□ 研究業績

☞ p.32，34，事例，「20．研究組織」，「21．文献」

1）研究業績は，以下の4点に留意して書くと分かりやすくなるでしょう

①業績を見やすく，構造的に書く

②標準的な文献記載方法に準じて書く

③研究代表者，研究分担者等に分けて書く

④論文はひとつひとつを明確に区分して書く

□ 倫理的配慮

☞ p.26，30，32，事例，「8．観察または測定によって新たに加わる侵襲と予想される有害事象および対応」，「13．遵守すべき倫理指針」，「14．説明と同意」，「15．個人情報の保護」，「16．研究資金」，「17．試料等およびデータの保管」，「18．結果の公表」

1）倫理的配慮は，以下の7点に留意して書くと分かりやすくなるでしょう

①研究対象者への侵襲，負担ならびに予測されるリスクおよび利益を書く

②研究実施への同意ならびに撤回を書く

③個人情報等の保護，取扱いを書く
④研究によって入手した試料・情報の保管および廃棄の方法を書く
⑤研究資金ならびに利益相反を書く
⑥研究対象者等からの相談への対応を書く
⑦研究対象者等の経済的負担・謝礼の内容を書く

4 倫理審査申請書の研究計画書に何を書かなければならないか

次に，倫理審査申請書に書かなければならない項目の一例を以下に示します．

倫理審査は，原則として書類審査があり，各研究機関等の倫理委員会が定める倫理審査申請書類を提出しなければなりません．**申請書類には，申請書，研究計画書，説明文書，同意書などが含まれます**．ここでは倫理審査に提出する研究計画書の要素を紹介します．

- [ ] 1．研究の名称
- [ ] 2．研究実施の許可（倫理委員会の審査，研究機関の長の許可）
- [ ] 3．研究機関の名称・研究責任者の氏名
- [ ] 4．研究の目的・意義
- [ ] 5．研究の方法
- [ ] 6．研究実施期間
- [ ] 7．研究対象者が研究対象者として選定された理由（セッティング，適格基準）
- [ ] 8．研究対象者が研究に参加することによって生じる負担ならびに予測されるリスクおよび利益，また，負担・リスクを最小化するための対策
- [ ] 9．研究対象者が，研究に同意した後でも，随時，その同意を撤回できること
- [ ] 10．研究対象者が，研究に同意しない，または同意を撤回しても，不利益を受けないこと
- [ ] 11．研究に関する情報公開の方法（介入を行う研究においては，JRCTなどの公開データベースへの登録）

〈記載例〉

研究の成果は，学会発表・論文にて公開する．

12. 研究対象者の個人情報等の保護，研究に支障がない範囲での研究に関する資料の入手・閲覧の方法

〈記載例〉

他の研究対象者の個人情報および知的財産に支障がない範囲で研究に関する資料の入手・閲覧が可能です．希望される方は問合せ窓口までお知らせください．

13. 研究対象者の個人情報等の取扱い（匿名化する場合はその方法，匿名加工情報または非識別加工情報を作成する場合はその旨を含む）

〈記載例〉

1）研究で取り扱う試料・情報等の個人情報等の種類

研究で取り扱う試料・情報等の個人情報等の種類は，仮名加工情報である．質問票には，研究協力機関である園が任意に設定した個人と紐づけられたID番号が振られる．記入・回収が行われた後，研究者がそれらを受け取る（研究者はID番号のみしか見ることはできない）．対応表は，研究協力機関である園の鍵のかかる部屋において，施設長が管理する．保管期間終了後は，施設長が対応表を電磁的・物理的に復元不可能な形で廃棄する．

2）保有または利用する個人情報等の項目と安全管理措置および留意事項

個人情報は保有しない．

3）研究組織全体の情報管理の責任を負う者

研究責任者が責任を負う．

4）同意撤回後のデータの取り扱いについて

（1）自機関内での仮名化前／後　同意撤回後は，データベースより削除する．

（2）解析前／後　同意撤回後は，データベースより削除する．

（3）公表前／後　等時期に応じた対応　同意撤回後は，データベースより削除する．ただし，学会発表・論文として公表された後の公表内容については撤回できない．

5）匿名加工情報または非識別加工情報作成の時期と方法

該当なし．

14. 試料・情報の保管および廃棄する方法（試料・情報等の保管期間，試料・情報等の保管方法【漏えい，混交，盗難，紛失等の防止対策】，保管期間後に廃棄する場合はその処理の方法，他の研究機関に試料・情報を提供する場合および提供を受ける場合はその試料・情報の提供に関する記録の作成と管理）

〈記載例〉
1）試料・情報等の保管期間
　　当該論文等の発表後10年間とする．
2）試料・情報等の保管方法（漏えい，混交，盗難，紛失等の防止対策）
　　〇〇大学大学院〇〇研究科の鍵のかかる研究室で研究責任者が厳重に管理する．
3）保管期間後に廃棄する場合はその処理の方法
　　保管期間終了後に，すべてのデータを電磁的・物理的に復元不可能な形で廃棄する．
4）他の研究機関に試料・情報を提供する場合および提供を受ける場合，その試料・情報の提供に関する記録の作成と管理
　　該当なし．

☐ 15．研究資金・利益相反（研究資金の種類および提供者，提供者と研究者との関係，利益相反）
〈記載例〉
利益相反について，「〇〇利益相反ポリシー」「〇〇利益相反マネジメント規程」に従い，「〇〇利益相反審査委員会」において適切に審査している．

☐ 16．研究対象者等からの相談への対応（相談窓口の連絡先）

〈記載例〉
1）研究課題ごとの相談窓口
　　〇〇大学大学院〇〇研究科 〇〇研究室
　　（Tel）〇〇-〇〇-〇〇（E-mail）〇〇@〇〇
2）〇〇大学の相談等窓口
　　〇〇大学大学院〇〇研究科 〇〇課
　　（Tel）〇〇-〇〇-〇〇（E-mail）〇〇@〇〇

☐ 17．研究対象者等の経済的負担・謝礼の内容（研究参加への謝礼，研究目的で行う検査・薬剤等の費用負担）
〈記載例〉
1）研究参加への謝礼
　　なし．
2）研究目的で行う検査・薬剤等の費用負担
　　なし．

☐ 18. 通常の診療を超える医療行為を伴う場合，他の治療方法等に関する事項（「通常の診療を超える医療行為」とは，医薬品医療機器等法上の未承認薬・未承認機器の使用や既承認医薬品・医療機器を承認範囲とは異なる用法・用量等での使用，その他新規の医療技術による医療行為）

☐ 19. 通常の診療を超える医療行為を伴う場合，研究実施後の医療の提供（「通常の診療を超える医療行為」を伴う研究を実施した場合，研究実施後において，研究対象者が研究の結果より得られた利用可能な最善の予防，診断および治療が受けられるように努める）

☐ 20. 侵襲を伴う研究の場合，当該研究によって生じた健康被害に対する補償の有無・内容〔健康被害への補償措置（臨床研究保険への加入など）・その他必要な措置，軽微な侵襲を含め侵襲を伴う研究の場合には当該研究によって生じた健康被害に対する補償の有無およびその内容〕
〈記載例〉
健康被害が生じる可能性は極めて低いと予想される．健康被害が生じた場合の補償は特にないが，万が一，健康被害が生じた場合には，関連する諸規定に従って事故報告を行い，適切な処置を行う．

☐ 21. 試料・情報の二次利用，他研究機関に提供する可能性の有無（有の場合，同意を受ける時点で想定される内容．無の場合はその旨を記載する
〈有の場合の記載例〉
本研究で収集した試料・情報は，同意を受ける時点では特定されない将来の研究のために用いる可能性がある．二次利用および他研究機関へ提供する際は，新たな研究計画について倫理審査委員会で承認された後に行う．また，ホームページ上でオプトアウトを行い，研究対象者が拒否できる機会を保障する．）

☐ 22. 侵襲（軽微を除く）を伴う介入研究の場合，研究対象者の秘密の保全を前提として，モニタリング・監査の従事者，倫理委員会が必要な範囲内で試料・情報を閲覧すること

　第2章では，研究計画書の具体的な作成方法を解説します．実際の倫理委員会に提出された研究計画書（一部改変）の記載例を示すとともに，記載にあたってのポイントを伝えます．また，研究計画書の提出の際には，研究開始時に使用する研究参加のための「研究対象者への説明文書」「同意書」の添付を求められる場合がありますので，その見本ものちほど示します．

◆文献◆

1) 厚生労働省. 研究に関する指針について.
   https://www.mhlw.go.jp/stf/seisakunitsuite/bunya/hokabunya/kenkyujigyou/i-kenkyu/index.html（2024年8月8日検索）
2) 日本医師会. ヘルシンキ宣言.
   https://www.med.or.jp/doctor/international/wma/helsinki.html（2024年8月8日検索）
3) 京都大学大学院医学研究科・医学部および医学部附属病院 医の倫理委員会. 人を対象とする医学系研究の倫理審査にあたり研究計画書に記載すべき事項.
   http://www.ec.med.kyoto-u.ac.jp/documents.html（2024年8月8日検索）

第1歩　しっかりとした研究の設計図を作り倫理審査を突破しよう

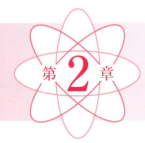

第2章 倫理審査申請書の研究計画書,具体的な書き方は,これだ！

　ここからは,研究の設計図と研究計画書に関する各論になります.

　看護研究には多種多様なものがありますが,人を対象とした看護研究で用いられる,主な研究デザインは,量的研究と質的研究です. そこで,ここでは量的研究の設計図を作り,倫理審査を申請した事例を用いて,具体的な話を進めていきます.

　それでは,チェック項目を活用しながら事例の内容をじっくりと見て吟味することで,研究の設計図（研究計画）と倫理審査について学びを深めてください. そして,まずは倫理審査（倫理山）を突破しましょう. これが,研究実施（研究山登頂）の出発点となります.

1　書き方ガイドの読み方と学習方法

ページ構成について

　見開き全ページごとに展開し,その構成は,以下のようになっています（**図1**）.

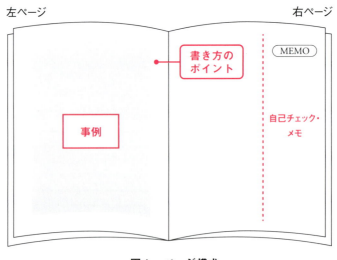

図1　ページ構成

左ページは，研究計画書等の事例を示しています．

　一方，右ページは，その左側に研究計画書の各項目について吹き出しの書き方ポイントを示しています．また右側は余白としており，倫理審査申請や研究計画に関する自己チェックや自由にメモ書きができるようにしています．

b 事例学習の進め方

1 ひととおり読む

　次ページから始まる事例の学習方法ですが，まずは左ページの研究計画書の書き方事例をひととおり読んでください．

2 書き方のポイントとあわせて読む

　ひととおり読み終えたら今度は右ページ左側の「**書き方のポイント**」も確認しながら2回目は，書き方事例とポイントとを並行して読んでみましょう．

3 自己チェックする，自由にメモする

　右ページ右側がMEMO欄になっています．自由にメモしたり，あなた自身が気づいたこと（書き方の良い点と不十分な点），さらに深堀りしたいこと（内容の不足している点），知識を整理すること（新たに分かった知識やもっと知りたい点）を書き留めたりして，研究計画書の書き方の理解を深めていきましょう．

　ペンの色に意味を決めて使い分ける（赤：重要な点，青：新しい知識，など）のもよいでしょう．

　これらの流れを把握することで，自分自身の研究計画書を作成し，仕上げを自己チェックして内容を吟味し見直す際の参考とすることもできます．次ページからの書き方事例を参考に良い研究計画書を仕上げて，みんなで倫理審査を突破しましょう．

2 研究計画書の書き方ガイド
量的研究事例 幼児期の社会的スキルの発達

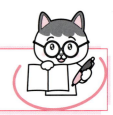

1. 研究の名称
学童期の学校適応に影響する幼児期の社会的スキルの発達の特徴

2. 研究の背景
　近年，就学前における社会的スキルの発達への関心が高まっている[1]．社会的スキルとは，社会性を具体的行動として捉えた概念で，その発達は，生涯の社会適応に影響を与えることが指摘されている[2-4]．発達に影響を与える要因としては，児への関わり，社会・経済状況などの家庭環境，保育・教育などの家庭外環境が挙げられている[5-8]．しかし，幼児期の発達に関連する育児環境の特徴は十分に明らかになっていない．また，幼児期から学童期にかけての縦断研究も少ないことから，幼児期の発達が学童期の学校適応に与える影響は明らかになっていない．

　以上より，本研究は，幼児期の社会的スキルの発達に関連する育児環境の特徴と，その発達が，学童期の学校適応に及ぼす影響を明らかにすることを目的として実施する．そして，本研究の成果により，生涯の社会適応に向けた，幼児期における育児支援を促進することを目指している．

3. 研究の目的・意義
・目的
　幼児期の社会的スキルの発達に関連する育児環境の特徴を明らかにする．また，その発達が，学童期の学校適応に与える影響を明らかにする．

・意義
　学校適応に影響する育児環境の特徴を明らかにすることで，幼児期の育児支援に活用する．

4. 研究対象者の選定方針
1) セッティング

　・対象者選定
　　〇〇県内の保育所または幼稚園の年長児クラスに在籍する5・6歳児
　・データ取得を行う施設・場所
　　〇〇県内の保育所および幼稚園

書き方のポイント

研究計画に沿って，できるだけ具体的な名称を記載しましょう．

先行研究等から，今まで何が分かっていて，何が分かっていないのか，研究の背景を明確に記載しましょう．

研究で何を明らかにしようとするのか（リサーチクエスチョン）を記載しましょう．また，社会的・学術的な意義は何か，検証的研究の際は証明しようとする仮説を記載しましょう．

研究対象者の選定（どのような母集団からサンプリングするか），データを取得する場所，どのような機会で取得するかをできるだけ具体的に記載しましょう．

MEMO

第1歩　しっかりとした研究の設計図を作り倫理審査を突破しよう

・合理性

協力施設を，○○県内全域（都市部・都市部周辺・郊外）から，また保育所と幼稚園から集めることにより，地域性および施設特性の影響を抑えている．

2）適格基準[*]

・選択基準[*]

測定時期において，○○県内の保育所または幼稚園の年長児クラスに在籍する5・6歳児および，その養育者

・除外基準[*]

研究開始時点において，心理発達上の疾患の診断・疑いのあるもの

3）予定研究対象者数およびその設定根拠

・予定研究対象者数

128名

・設定根拠

統計ソフトG-powerを用い，t検定について中程度の効果量（r）＝0.3，α（両側）＝0.05，β＝0.2としてサンプルサイズを計算[*]すると，必要なサンプルサイズ[*]は計128名となる．

5. 研究デザイン[*]

・観察研究

〔データ取得の向き〕

前向き（研究開始以降に発生するデータを取得する）

〔縦断的研究の場合〕

コホート研究

6. 対象者登録の手順

対象施設の保育所および幼稚園に所属しているすべての児の養育者に対し，書面にて研究の目的，方法等を説明のうえ，研究同意を得る．同意の得られた養育者およびその児を対象者として登録する．

書き方のポイント

- 選択・除外の客観的な基準を記載しましょう．

- 統計学的な根拠によらず対象者数を設定する際でも，症例数の見込み人数の記載や，そのサンプルサイズで研究の目的が達成できると判断した根拠を記載しましょう．

- まずは，介入研究か観察研究かを記載しましょう．観察研究の場合は，データ取得の向きは前向きか後ろ向きかを記載しましょう．さらに，横断的研究の場合は，症例報告か記述疫学的研究かなど，縦断的研究の場合はコホート研究かケースコントロール研究か，などの具体的な研究デザインを記載しましょう．

- 対象者の登録を，どのような機会で行うかをできるだけ具体的に記載しましょう．

MEMO

📖 **適格基準**：研究参加に必要な被験者の特徴や条件．たとえば，○○病と診断された患者を対象としたいが，□□症を合併している患者は対象としたくない→○○病；選択基準，□□症；除外基準となる．

📖 **選択基準**：研究に欠かせない条件や研究対象の特徴．

📖 **除外基準**：選択基準で示される対象に属するが，研究の有効性・安全性の評価に影響を及ぼすと判断されるもの．

📖 **サンプルサイズ**：サンプルサイズとは，1回に抽出したサンプル（標本）の数（1つの標本の大きさ）です．
　※サンプル：母集団から抽出した分析を行うデータの集合．標本．
　※サンプル数：サンプルの抽出を何回行ったかというサンプル（標本）の数．

📖 **サンプルサイズの算定**：サンプルサイズの算定は，計算式によって求める方法もありますが，G-Powerなどの算定ツールや早見表を用いて計算する方法があります．算定は，有意水準（α），検出力（$1-\beta$），効果量に着目して必要なサンプル数を計算します．
　※有意水準（α）：帰無仮説が正しいのに帰無仮説を棄却してしまう確率（本当は差がないのに差を検出してしまう過誤：第一種の過誤）をαで表す．0.05や0.01がよく用いられます．
　※検出力（$1-\beta$）：帰無仮説が誤っているのに帰無仮説を棄却しない確率（本当は差があるのに差を検出しない過誤：第二種の過誤）をβとしたとき，$1-\beta$を検出力という．検出力は通常0.8に設定されます．
　※効果量：サンプルサイズに依存せずに，検出したい差の程度や変数間の関係の強さの効果を測る指標です．

📖 **介入**：研究目的で，人の健康に関するさまざまな事象に影響を与える要因（健康の保持増進に繋がる行動および医療における傷病の予防，診断または治療のための投薬，検査等を含む）の有無または程度を制御する行為をいいます．

📖 **研究デザイン**：研究デザインとは，簡単にいうと，介入研究や観察研究など，研究の「型」のことをいいます（p.116「5．研究デザイン」参照）．研究を始める際は，研究の目的を具体的かつ明確に表した研究仮説（research question；RQ）を立てます．RQが定まったら検証に適した研究デザインを選択します．

7. 観察・検査項目とスケジュール

1）測定項目，測定方法，測定者または測定機関 --

・測定項目

【調査1】

［保護者への調査（保護者記入用質問紙）］

　・家族構成

　・養育スキル

　・養育者への社会的サポート

［保育士・幼稚園教諭への調査（保育士・幼稚園教諭記入用質問紙）］

　・幼児用社会的スキル指標

【調査2】

［保護者への調査（保護者記入用質問紙）］

　・子どもの行動チェックリスト（Child Behavior Checklist：CBCL）

《内向尺度》：ひきこもり，身体的訴え，不安抑うつ

《外向尺度》：非行的行動，攻撃的行動

《問題行動に関する項目》：社会性の問題，思考の問題，注意の問題

・測定方法 --

以下の調査を，研究開始1年目に【調査1】を実施し，2年目に追跡調査として，【調査2】を実施する．

【調査1】

①保育所・幼稚園が，任意に保護者へ個人番号を付与し，保護者記入用質問紙（自記式質問紙）に，その個人番号を記載したうえで，保護者へ研究の説明文・封筒とともに配布する．保護者は，保護者記入用質問紙を記入し，保育所・幼稚園へ設置した質問紙回収ボックスへ，保護者記入用質問紙を封筒に入れ密封し，投函する．

②研究実施者は，質問紙回収ボックスから保護者記入用質問紙を回収し，回収された質問紙の個人番号を保育所・幼稚園へ伝える．その個人番号の幼児の担任の保育士・幼稚園教諭に，保育士・幼稚園教諭記入用質問紙（幼児ごとに1部）を記入してもらい，研究者が回収する．

【調査2】

①保育所・幼稚園が，【調査1】に参加した保護者に対し，保護者記入用質問紙（自記式質問紙）を郵送する．保護者は，質問紙を記入し，返信用封筒にて，返信する．

書き方のポイント

 測定項目，測定方法，測定者または測定機関を，できるだけ具体的に記載しましょう．

 測定機器（メーカー，型番，製造年など）があれば記載しましょう．

 測定指標（文献，信頼性，妥当性など）があれば記載しましょう．

MEMO

・測定者または測定機関

【調査1】

児の育児環境については，保護者が評価し，児の幼児用社会的スキル指標ついては，担任の保育士・幼稚園教諭が評価を実施する．

【調査2】

児の学校適応については，保護者が評価する．

2）測定スケジュール

△△年度（1年目） 保育所・幼稚園年長クラス（5-6歳）	▲▲年度（2年目） 小学校1年生（6-7歳）
10月 保護者への質問紙調査票の配布 11月 保護者より質問紙調査票の回収 12月 保育士・幼稚園教諭の評価	10月 保護者への質問紙調査票の配布 11月 保護者より質問紙調査票の回収

8. 観察または測定によって新たに加わる侵襲*と予想される有害事象および対応

1）利益

研究実施による参加者への直接的な利益はないものと考えられる．しかし，本研究成果の公表により，学校適応に影響する育児環境の特徴を明らかにすることで，今後の幼児期の育児支援に活用することが期待でき，利益は社会に還元されると考えられる．

2）不利益

任意の自記式質問紙調査（記載の所用時間：15分程度）であり，質問紙内容にも精神的負荷を与えないよう配慮しているため，有害事象は生じ得ないと考えられる．

9. 有害事象の評価・報告

任意の自記式質問紙調査（記載の所用時間：15分程度）であり，質問紙内容にも精神的負荷を与えないよう配慮しているため，有害事象*は生じ得ないと考えられる．

10. 研究期間

1）研究実施期間

倫理審査承認日から3年間（分析等の期間を含む）

2）対象者追跡期間（追跡する場合）

研究開始から1年間

第2章　倫理審査申請書の研究計画書，具体的な書き方は，これだ！

書き方のポイント

- 📝 図表等を用いて，分かりやすく記載しましょう．

- 📝 研究参加により対象者が得る利益または集団にもたらす潜在的利益を記載し，研究対象者に利益がない際には，ないことを明記しましょう．

- 📝 研究参加に伴う身体的負担や検査回数の増加など，対象者にとって不快な状態となりうることを記載しましょう．

- 📝 有害事象の定義，有害事象発生時の報告方法を記載しましょう（報告手順は，各研究機関で定められている場合が多いので確認しましょう）．

MEMO

📖 **侵襲**：研究目的で行われる，穿刺，切開，薬物投与，心的外傷に触れる質問等によって，研究対象者の身体・精神に傷害・負担が生じることをいいます．侵襲のうち，研究対象者の身体および精神に生じる傷害および負担が小さいものを「軽微な侵襲」といいます．「軽微な侵襲」とすることができるか否かは，研究対象者の年齢や状態等も考慮して総合的に判断する必要があります．たとえば，16歳未満の未成年者を研究対象者とする場合には身体および精神に生じる傷害および負担が必ずしも小さくない可能性を考慮して，慎重に判断する必要があります．

📖 **有害事象**：実施された研究との因果関係を問わず，研究対象者に生じたすべての好ましくない，または意図しない傷病もしくはその徴候（臨床検査値の異常を含む）をいいます．

📖 **重篤な有害事象**：有害事象のうち，次に掲げるいずれかに該当するものをいいます．
1. 死に至るもの
2. 生命を脅かすもの
3. 治療のための入院または入院期間の延長が必要となるもの
4. 永続的または顕著な障害・機能不全に陥るもの
5. 子孫に先天異常を来すもの

第1歩　しっかりとした研究の設計図を作り倫理審査を突破しよう

11. 解析の概要

1) 主要評価項目，副次的評価項目

・主要評価項目

以下の評価項目について，分析を実施する．

・幼児期の社会的スキルと育児環境との関連

・幼児期の社会的スキルと学童期の学校適応との関連

・副次的評価項目

以下の評価項目について，分析を実施する．

・幼児期の育児環境と学童期の学校適応との関連

・保育園児と幼稚園児の社会的スキルの発達の比較

2) 解析方法

・幼児期の社会的スキルと育児環境との関連

分析方法：重回帰分析

目的変数：社会的スキル

説明変数：養育スキル

調整変数：性別，月齢，家族構成

・幼児期の社会的スキルと学童期の学校適応との関連

分析方法：重回帰分析

目的変数：学校適応

説明変数：社会的スキル

調整変数：性別，月齢，家族構成

・幼児期の育児環境と学童期の学校適応との関連

分析方法：重回帰分析

目的変数：学校適応

説明変数：養育スキル

調整変数：性別，月齢，家族構成

・保育園児と幼稚園児の社会的スキルの発達の比較

分析方法：重回帰分析

目的変数：社会的スキル

説明変数：所属施設

調整変数：性別，月齢，家族構成

12. 研究実施計画書の変更，および改訂

研究計画に変更，および改訂が生じた際には，倫理委員会に申請する．

第2章　倫理審査申請書の研究計画書，具体的な書き方は，これだ！

書き方のポイント

研究目的に沿って，主要評価項目，副次的評価項目を記載しましょう．また，解析方法は，分析方法，目的変数，説明変数，調整変数などをできるだけ具体的に記載しましょう．

解析方法では単変量解析の方法を具体的に書きましょう．次に多変量解析の方法を用いる場合はその方法を具体的に書きましょう．

変更および改訂手順は，各研究機関で定められている場合が多いので確認し記載しましょう．

MEMO

第1歩　しっかりとした研究の設計図を作り倫理審査を突破しよう

13. 遵守すべき倫理指針

本研究は「ヘルシンキ宣言*」と「人を対象とする医学系研究に関する倫理指針*」に基づき実施する.

14. 説明と同意

1）説明の機会と方法（集団／個人／情報公開，書面／口頭／広報媒体）

説明は，保育所・幼稚園にて，研究実施者または，保育士・幼稚園教諭が保護者に対し，説明文書を配布し，書面にて行う．説明には，研究の概要，目的，研究への参加は任意であり不参加によって何ら不利益が生じないこと，プライバシーの保護，などが含まれる.

2）同意の機会と方法（個別確認／拒否機会の提供，書面／口頭かつ記録）

説明のうえ，保護者の同意書の提出をもって，同意を得たものとする.

3）未成年者や認知症患者などにおける代諾について

本研究では，保護者およびその幼児を研究対象とするため，保護者の同意をもって，幼児の同意を得たものとする.

4）参加・中途離脱の任意性

対象者は研究参加に同意した後でも，随時これを撤回，または途中離脱することができる．研究参加の撤回する際は，対象者はその旨を研究実施者へ連絡し，研究実施者はデータベースより削除する.

5）対象者がボランティアなどの場合は，協力金の有無

対象者は，ボランティアであるが，協力金はない.

6）研究への参加に伴う利益あるいは参加拒否による上位者の報復の予想に対する配慮

研究への参加に伴う利益あるいは参加拒否による不利益は一切生じないことを，説明したうえで，研究への同意をとる.

15. 個人情報の保護（個人情報を扱う場合）

1）資料等の匿名化および連結可能性*の有無

質問紙回収は，保育所・幼稚園へ設置した質問紙回収ボックスにて研究実施者が行う．回収ボックスは鍵のかかる固定できるものとし，事務室前などの常時，人の目の届く箇所に設置する．回収された質問紙に記載された氏名には，研究実施者が任意にID番号をつけ，ID番号に置き換えたうえで，データベースへ入力する．ID番号と氏名の記載された連結表は，研究終了まで，研究協力施設にて管理する.

2）個人情報を含むデータの取扱者の範囲

個人情報を含むデータの取扱者の範囲は，研究実施者・研究責任者に限られる.

3）同意撤回後のデータの利用について

同意撤回後は，研究実施者がデータベースより削除する.

書き方のポイント

「ヘルシンキ宣言」,「人を対象とする医学系研究に関する倫理指針」などを遵守することを記載しましょう.

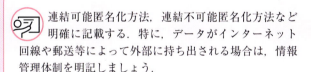
連結可能匿名化方法,連結不可能匿名化方法など明確に記載する.特に,データがインターネット回線や郵送等によって外部に持ち出される場合は,情報管理体制を明記しましょう.

MEMO

📖 **ヘルシンキ宣言**：1964年に世界医師会で採択された,ヒトを対象とする医学研究に関わる医師,その関係者が守るべき倫理的原則です.

📖 **人を対象とする医学系研究に関する倫理指針**：日本では,ヘルシンキ宣言に基づき,「人を対象とする医学系研究に関する倫理指針」などの医学研究に関する倫理指針が規定されています
　文部科学省・厚生労働省が,「人を対象とする医学系研究に携わる全ての関係者が遵守すべき事項を定めることにより,人間の尊厳及び人権が守られ,研究の適正な推進が図られるようにすること」を目的とし,以下の基本方針を示しています.
1. 社会的および学術的な意義を有する研究の実施
2. 研究分野の特性に応じた科学的合理性の確保
3. 研究対象者への負担ならびに予測されるリスクおよび利益の総合的評価
4. 独立かつ公正な立場に立った倫理審査委員会による審査
5. 事前の十分な説明および研究対象者の自由意思による同意
6. 社会的に弱い立場にある者への特別な配慮
7. 個人情報等の保護
8. 研究の質および透明性の確保

📖 **連結可能匿名化**：回収したデータから個人識別情報を分離して管理することで,プライバシーを保護すること.データと個人識別情報との対応表を作成しておき,必要時は相互の情報を連結できます.

16. 研究資金

1）提供者

　　○○研究費

2）提供者と研究者との関係

　　資金提供者が研究の企画，運営，解析，論文執筆に関与することはない．

3）利益相反[*]

　　利益相反はない．

17. 試料等およびデータの保管

1）試料等およびデータの保管期間と，保管期間または研究終了後に廃棄する場合はその処理の方法

　　データの保管期間は，研究終了後10年間とし，その後，速やかに廃棄する．

2）研究関連資料の保管

　　○○大学○○研究科○○研究室にある鍵のかかる保管庫で研究実施者が厳重に管理する．

18. 結果の公表

　　結果の公表は，学会発表・論文投稿にて行う．

19. 研究成果の帰属

　　研究成果は，○○大学に帰属する．

20. 研究組織

各研究者の役割分担（研究の総括，企画立案，運営，解析，論文執筆など）を記載．

1）研究責任者の氏名，所属，職位，連絡先住所，電話番号およびE-mailアドレス

　　研究責任者：○○○○

　　　所属；

　　　連絡先；

　　　役割分担；企画立案，運営，解析，論文執筆

　　研究分担者：○○○○

　　　所属；

　　　連絡先；

　　　役割分担；企画立案，解析，論文執筆

2）共同研究者・研究協力者の氏名，所属，職位，連絡先住所

　　研究協力者：各施設の園長および保育士・幼稚園教諭

書き方のポイント

- 資金提供者の研究の企画，運営，解析，論文執筆への関与の有無について記載しましょう．

- 利益相反については各研究機関の規則に従い，適切に審査・管理することを記載しましょう．

- 管理体制，保管方法，廃棄の方法や廃棄までの期間など，具体的に記載しましょう．

MEMO

利益相反（conflict of interest：COI）：外部との経済的な利益関係等によって，公的研究で必要とされる公正かつ適正な判断が損なわれる，または損なわれるのではないかと第三者から懸念が表明されかねない事態をいいます．COI自体が問題なのではなく，COIの未申告，管理しないことなどが問題となります．

21. 文献

1) 文部科学省：児童生徒の問題行動等生徒指導上の諸問題に関する調査．2012．

2) Gresham, FM. Conceptual and Definitional Issues in the Assessment of Children's Social Skills. Journal of Clinical Child Psychology. 1986, 15（1）, 3-15.

3) 菊池章夫：思いやりを科学する．川島書店．1988．

4) Mischel, W., Shoda, Y., Peake, PK. The nature of adolescent competencies predicted by preschool delay of gratification. Journal of personality and social psychology. 1988, 54（4）, 687-696.

5) David, PW. Changing Early Childhood Development through Educational Intervention. PREVENTIVE MEDICINE. 1998, 27, p.233-237.

6) NICHD Early Child Care Research Network: Early Child Care and Children's Development Prior to School Entry: Results from the NICHD Study of Early Child Care. American Educational Research Journal. 2002, 39（1）, 133-164.

7) Benefits and costs of investments in preschool education: Evidence from the Child-Parent Centers and related programs. Economics of Education Review. 2007, 26（1）, 126-144.

8) Castro, DC., Bryant, DM., Peisner-Feinberg, ES., Skinner, ML. Parent Involvement in Head Start Programs: The Role of Parent, Teacher and Classroom Characteristics, Early Childhood Research Quarterly. 2004, 19, 423-430.

22. 特記事項

1) 残余検体の保存：検体は使用しない
2) 本研究で得られた測定結果の通知，もしくは研究成果の還元
  研究終了後，各保育所・幼稚園ごとに報告書を作成し，報告を行う．

書き方のポイント

- 文献は手引き（指示）に従って記載しましょう.

- 和文の文献だけでなく，英文の文献も活用しましょう.

- 自分自身や共同研究者に既存の論文があれば活用しましょう.

MEMO

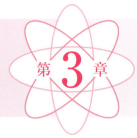

第3章 研究説明文書の具体的な書き方は，これだ！

1 研究説明文書とは何か

　研究説明文書とは，研究対象者に対し，研究参加前に，あらかじめ研究の内容を説明する文書です．研究の目的・意義，方法，研究対象者の負担などについて説明を行い，そのうえで，参加の同意（インフォームド・コンセント*）を得ます．研究対象者が，研究内容を十分に理解するために，「研究説明文書」は必要です．また倫理審査申請書類を提出する際，研究計画書とともに，研究参加に関する「研究対象者への説明文書」，「同意書」，「承諾書」の添付を求められる場合があります．

> *インフォームド・コンセント：研究対象者が研究内容について十分な説明を受け納得したうえで自由意思によって参加に同意すること．

2 研究説明文書には何を書かなければならないか

　研究対象者には研究内容を十分に理解してもらい，研究参加の可否を判断してもらわなければなりません．そのためには研究計画書の内容を記載した内容を，**専門家以外の人が読んでも理解できる表現で記載することが大切**です．研究説明文書の内容は，主に以下の項目を含み，研究内容に応じて不必要なものは削除あるいは修正します．

- ☐ 1．研究の名称
- ☐ 2．研究実施の許可（倫理委員会の審査，研究機関の長の許可）
- ☐ 3．研究機関の名称・研究責任者の氏名
- ☐ 4．研究の目的・意義

- [ ] 5．研究の方法
- [ ] 6．研究実施期間
- [ ] 7．研究対象者として選定された理由（セッティング，適格基準）
- [ ] 8．研究対象者が研究に参加することによって生じる負担ならびに予測されるリスクおよび利益，また負担・リスクを最小化するための対策
- [ ] 9．研究対象者が，研究に同意した後でも，随時，その同意を撤回できること
- [ ] 10．研究対象者が研究の実施に同意しない，または同意を撤回しても，不利益を受けないこと
- [ ] 11．研究に関する情報公開の方法（介入を行う研究においては，jRCTなどの公開データベースへの登録）
- [ ] 12．他の研究対象者等の個人情報等の保護，研究に支障がない範囲での研究に関する資料の入手・閲覧の方法

    〈記載例〉

    他の研究対象者等の個人情報および知的財産に支障がない範囲で研究に関する資料の入手・閲覧が可能です．希望される方は問合せ窓口までお知らせください．

- [ ] 13．研究対象者の個人情報等の取扱い（匿名化する場合はその方法，匿名加工情報または非識別加工情報を作成する場合はその旨を含む）
- [ ] 14．試料・情報の保管および廃棄の方法（試料・情報等の保管期間，試料・情報等の保管方法【漏えい，混交，盗難，紛失等の防止対策】，保管期間後に廃棄する場合はその処理の方法，他の研究機関に試料・情報を提供する場合および提供を受ける場合はその試料・情報の提供に関する記録の作成と管理）
- [ ] 15．研究資金・利益相反（研究資金の種類および提供者，提供者と研究者との関係，利益相反）

    〈記載例〉

    利益相反について，「〇〇利益相反ポリシー」「〇〇利益相反マネジメント規程」に従い，「〇〇利益相反審査委員会」において適切に審査している．

- [ ] 16．研究対象者等からの相談への対応（相談窓口の連絡先）
- [ ] 17．研究対象者等の経済的負担・謝礼の内容（研究参加への謝礼，研究目的で行う検査・薬剤等の費用負担）
- [ ] 18．通常の診療を超える医療行為を伴う場合，他の治療方法等に関する事項（「通常の診療を超える医療行為」とは，医薬品医療機器等法上の未承認薬・未承認機器の使用や既承認医薬品・医療機器を承認範囲とは異なる用法・用量等での使用，その他新規の医療技術による医療行為）

- [ ] 19. 通常の診療を超える医療行為を伴う場合，研究実施後の医療の提供（「通常の診療を超える医療行為」を伴う研究を実施した場合，研究実施後において，研究対象者が研究の結果より得られた利用可能な最善の予防，診断および治療が受けられるように努めること）

- [ ] 20. 侵襲を伴う研究の場合，当該研究によって生じた健康被害に対する補償の有無・内容〔健康被害への補償措置（臨床研究保険への加入など）・その他必要な措置，軽微な侵襲を含め侵襲を伴う研究の場合には当該研究によって生じた健康被害に対する補償の有無およびその内容〕

- [ ] 21. 試料・情報の二次利用，他研究機関に提供する可能性の有無（有の場合，同意を受ける時点で想定される内容．無の場合はその旨を記載すること）
  〈有の場合の記載例〉
  本研究で収集した試料・情報は，同意を受ける時点では特定されない将来の研究のために用いる可能性がある．二次利用および他研究機関へ提供する際は，新たな研究計画について倫理審査委員会で承認された後に行う．また，ホームページ上でオプトアウトを行い，研究対象者が拒否できる機会を保障する．

- [ ] 22. 侵襲（軽微を除く）を伴う介入研究の場合，研究対象者の秘密の保全を前提として，モニタリング・監査の従事者，倫理委員会が必要な範囲内で試料・情報を閲覧すること

　p.40からは，研究対象者に対する研究説明文書の具体的な事例を示します．書き方や内容を参考にしてください．

MEMO

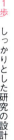

3 研究説明文書の書き方ガイド

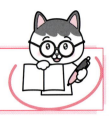

保護者様へ

研究ご協力のお願い（説明文書）

　毎年，本研究へのご参加をして頂き，誠にありがとうございます．本研究は，幼児期から学童期にかけての社会性の発達が，社会適応にどのように影響しているのかを検証する調査です．大変お忙しいところ申し訳ございませんが，調査へのご協力を何卒よろしくお願いいたします．

研究のご説明

下記の説明事項をお読み頂いたうえで，研究へご参加ください．

1．研究の名称
　学童期の学校適応に影響する幼児期の社会的スキルの発達の特徴

2．研究実施の許可
　〇〇大学大学院〇〇研究科の倫理委員会の審査を受け，研究機関の長の許可を受けて実施しています．

3．研究機関の名称・研究責任者の氏名
　氏名：〇〇〇〇
　所属：
　職位：
　連絡先：
　TEL：
　Mail：

4．研究の目的・意義
　（目的）
　幼児期の社会的スキル発達に関連する育児環境の特徴を明らかにし，また，その社会的スキルが，学童期の学校適応に与える影響を明らかにします．
　（意義）
　学校適応に影響する育児環境の特徴を明らかにすることで，幼児期の育児支援に活用します．

書き方のポイント

導入文で研究の主旨を分かりやすく述べると，読者は以下の説明内容を読む気になってくれます．

倫理委員会の承認を得ていることや，研究機関名称，責任者等を明示することで読者からの研究協力が得やすくなります．

ここより下は，研究計画書の内容をいかに正確に分かりやすく書くかが大切です．

研究の目的や意義を簡潔に分かりやすく書きましょう．

MEMO

5. 研究の方法

児の保護者様へ自記式質問紙調査を実施します．質問紙をご記入後，返信用封筒にてご返送ください．

6. 研究実施期間

　　　　年　　月　　日から　　年　　月　　日

7. 研究対象者として選定された理由

研究開始時に○○県内の研究協力機関である保育所・幼稚園に在籍されていたため．

8. 研究対象者の負担並びに予測されるリスクおよび利益

研究への参加による直接的な利益はございませんが，本研究によって明らかとなった結果（学校適応に影響する幼児期の育児環境）を，今後の幼児期の育児支援に活用させて頂きたいと考えております．また，研究への参加による不利益は，アンケート記入のご負担以外はございません．

9. 同意の撤回

研究への参加は，同意書の提出をもって，同意を頂けたものとします．研究参加の同意後であっても，参加は随時撤回できます．撤回される場合は，下記の連絡先へその旨をご連絡ください．

10. 研究の実施に同意しないことおよび同意の撤回

研究への参加は任意であり，不参加および同意の撤回によって不利益が生じることは一切ございません．

11. 研究に関する情報公開の方法

研究に関する情報公開に関しましては，下記の連絡先へご連絡ください．

12. 他の研究対象者等の個人情報等の保護，研究に支障がない範囲での研究に関する資料の入手・閲覧の方法

もしご希望がございましたら，他の回答者様の個人情報の保護や当該研究に支障がない範囲内で，当該研究に関する資料を入手又は閲覧することができますので，下記の連絡先へその旨をご連絡ください．

書き方のポイント

負担やリスクおよび利益を簡潔に分かりやすく書きましょう.

研究実施に同意しないことや同意の撤回を分かりやすく説明しましょう.

MEMO

第1歩　しっかりとした研究の設計図を作り倫理審査を突破しよう

13. 個人情報等の取扱い

研究結果は，個人が特定できないようにしたうえで，学会報告，論文として公表させて頂きます．また，研究結果は，研究の目的以外には使用いたしません．

14. 試料・情報の保管および廃棄の方法

研究中に得られたデータは〇〇大学にて厳重に保管し，研究終了後10年間保管し，その後廃棄します．

15. 研究資金・利益相反

本研究は，〇〇大学が実施する研究です．研究資金は，文部科学省科学研究費で実施されており，資金源による利害の衝突および関連組織との関わりはございません．また，協力金はございません．利益相反については，「〇〇大学利益相反ポリシー」「〇〇大学利益相反マネジメント規程」に従い，「〇〇大学臨床研究利益相反審査委員会」において適切に審査・管理します．

16. 研究対象者等からの相談への対応

1）研究課題ごとの相談窓口

〇〇大学大学院〇〇研究科 〇〇研究室

TEL：〇〇〇-〇〇〇〇-〇〇〇〇

Mail：〇〇〇@〇〇〇〇〇〇

2）〇〇大学の相談等窓口

〇〇大学〇〇研究科 〇〇課 〇〇掛

TEL：〇〇〇-〇〇〇〇-〇〇〇〇

Mail：〇〇〇@〇〇〇〇〇〇

17. 研究対象者等の経済的負担・謝礼の内容

1）研究参加への謝礼

研究対象者には，謝礼としてプリペイドカード（1,000円分）をお渡しします．

2）研究目的で行う検査・薬剤等の費用負担

費用負担は，ございません．

18. 通常の診療を超える医療行為を伴う場合，他の治療方法等に関する事項

本研究には，該当ございません．

書き方のポイント

- 個人情報の取り扱いでは個人が特定できないこと，論文等で公表すること，研究目的以外に使用しないことなどを書きましょう．

- 試料・情報の保管および廃棄の方法を書きましょう．

- 研究資金・利益相反について書きましょう．

- 経済的負担・謝礼があれば書きましょう．無の場合はその旨を記載しましょう．

- 有の場合は具体的な金額，支払いの方法等を記載しましょう．

MEMO

19. 通常の診療を超える医療行為を伴う場合，研究実施後の医療の提供

本研究には，該当ございません．

20. 侵襲を伴う研究の場合，当該研究によって生じた健康被害に対する補償の有無・内容

本研究には，該当ございません．

21. 試料・情報の二次利用，他研究機関に提供する可能性の有無

研究中に得られた試料・情報の二次利用および他研究機関への提供の可能性はございません．

22. 侵襲（軽微を除く）を伴う介入研究の場合，研究対象者の秘密の保全を前提として，モニタリング・監査の従事者，倫理委員会が必要な範囲内で試料・情報を閲覧すること

本研究には，該当ございません．

書き方のポイント

侵襲を伴う研究の場合，健康被害に対する補償について書きましょう．

「可能性あり」の場合の記載例
本研究で収集した試料・情報は，同意を受ける時点では特定されない将来の研究のために用いる可能性があります．他の研究への二次利用および他研究機関へ提供する際は，新たな研究計画について倫理審査委員会で承認された後に行います．また，ホームページ上で，研究の目的を含む研究実施の情報を公開し，研究対象者が拒否できる機会を保障します．

第4章 同意書の具体的な書き方は、これだ！

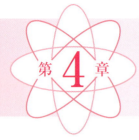

1 同意書とは何か

　同意書とは，説明文書に基づいて研究対象者に研究内容の説明を行い，**自由な意思による同意（インフォームド・コンセント）が得られたことを確認するための文書**です．研究対象者が十分な説明を受け，研究内容を理解したうえで，参加に同意した場合は，同意書に氏名・日付などを記載してもらいます．

2 同意書における注意点

　同意書の内容は，主に以下の項目を含み，研究内容に応じて不必要なものを削除し，あるいは修正します．

- [ ] 1．研究の名称
- [ ] 2．研究実施の許可（倫理委員会の審査，研究機関の長の許可）
- [ ] 3．研究機関の名称・研究責任者の氏名
- [ ] 4．研究の目的・意義
- [ ] 5．研究の方法
- [ ] 6．研究実施期間
- [ ] 7．研究対象者として選定された理由（セッティング，適格基準）
- [ ] 8．研究対象者の負担並びに予測されるリスクおよび利益（研究対象者に生じる負担・予測されるリスクおよび利益，負担・リスクを最小化する対策）
- [ ] 9．研究対象者が，研究に同意した後でも，随時，その同意を撤回できること
- [ ] 10．研究対象者が，研究に同意しない，または同意を撤回しても，不利益を受けない

こと
- [ ] 11. 研究に関する情報公開の方法（介入を行う研究においては，jRCTなどの公開データベースへの登録）
- [ ] 12. 研究対象者の個人情報等の保護，研究に支障がない範囲での研究に関する資料の入手・閲覧の方法

    〈記載例〉

    他の研究対象者等の個人情報および知的財産に支障がない範囲で研究に関する資料の入手・閲覧が可能です．希望される方は問合せ窓口までお知らせください．

- [ ] 13. 研究対象者の個人情報等の取扱い（匿名化する場合はその方法，匿名加工情報または非識別加工情報を作成する場合はその旨を含む）
- [ ] 14. 試料・情報の保管および廃棄する方法（試料・情報等の保管期間，試料・情報等の保管方法【漏えい，混交，盗難，紛失等の防止対策】，保管期間後に廃棄する場合はその処理の方法，他の研究機関に試料・情報を提供する場合および提供を受ける場合はその試料・情報の提供に関する記録の作成と管理）
- [ ] 15. 研究資金・利益相反（研究資金の種類および提供者，提供者と研究者との関係，利益相反）

    〈記載例〉

    利益相反について，「〇〇利益相反ポリシー」「〇〇利益相反マネジメント規程」に従い，「〇〇利益相反審査委員会」において適切に審査している．

- [ ] 16. 研究対象者等からの相談への対応（相談窓口の連絡先）
- [ ] 17. 研究対象者等の経済的負担・謝礼の内容（研究参加への謝礼，研究目的で行う検査・薬剤等の費用負担）
- [ ] 18. 通常の診療を超える医療行為を伴う場合，他の治療方法等に関する事項（「通常の診療を超える医療行為」とは，医薬品医療機器等法上の未承認薬・未承認機器の使用や既承認医薬品・医療機器を承認範囲とは異なる用法・用量等での使用，その他新規の医療技術による医療行為）
- [ ] 19. 通常の診療を超える医療行為を伴う場合，研究実施後の医療の提供（「通常の診療を超える医療行為」を伴う研究を実施した場合，研究実施後において，研究対象者が研究の結果より得られた利用可能な最善の予防，診断および治療が受けられるように努めること）
- [ ] 20. 侵襲を伴う研究の場合，当該研究によって生じた健康被害に対する補償の有無・内容〔健康被害への補償措置（臨床研究保険への加入など）・その他必要な措置，軽微な侵襲を含め侵襲を伴う研究の場合には当該研究によって生じた健康被害に対する補償の有無およびその内容〕

第1歩　しっかりとした研究の設計図を作り倫理審査を突破しよう

21. 試料・情報の二次利用，他研究機関に提供する可能性の有無（有の場合，同意を受ける時点で想定される内容．無の場合はその旨を記載すること）
〈有の場合の記載例〉
本研究で収集した試料・情報は，同意を受ける時点では特定されない将来の研究のために用いる可能性がある．二次利用および他研究機関へ提供する際は，新たな研究計画について倫理審査委員会で承認された後に行う．また，ホームページ上でオプトアウトを行い，研究対象者が拒否できる機会を保障する．

22. 侵襲（軽微を除く）を伴う介入研究の場合，研究対象者の秘密の保全を前提として，モニタリング・監査の従事者，倫理委員会が必要な範囲内で試料・情報を閲覧すること

　代諾者からのインフォームド・コンセントは，判断力を有する中学校等の課程を修了または16歳以上の未成年者の場合，研究対象者本人からもインフォームド・コンセントを受けます．未成年者を対象とする場合は以下の基準を目安に，代諾者の他，対象者の理解力に応じた説明を行います．

a 未成年者を対象とした場合の基準

　小児に対して研究を行う場合，必ず保護者に説明し，保護者から同意（インフォームド・コンセント）を得ます．しかし，研究に参加するのはお子さんご自身なので，お子さんにもきちんと説明し同意を得たうえで進めていくことが大切です．このような考え方をインフォームド・アセントといいます．インフォームド・アセントは，お子さんの理解度に応じて分かりやすく説明し，お子さん自身が納得すること，その同意を得ることです．**インフォームド・アセントの文書は，対象となるお子さんの理解能力に合わせて作成**するため，臨機応変に作成する必要があります．

年齢の目安
・〜6歳：理解能力に応じて説明
・7〜11歳：可能な限りアセント文書に署名
・12〜15歳：アセント文書に署名
・16歳以上：成人向けの同意説明文書

MEMO

第1歩 しっかりとした研究の設計図を作り倫理審査を突破しよう

3 同意書の書き方ガイド

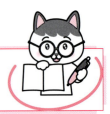

同　意　書

〇〇大学大学院〇〇研究科長　殿

研究課題名　学童期の学校適応に影響する幼児期の社会的スキルの発達の特徴

私は，研究の実施に際し，同研究に関する別紙説明文書を読み，下記の点を確認した上，参加することに同意します．

1. 研究の名称

2. 研究実施の許可

3. 研究機関の名称・研究責任者の氏名

4. 研究の目的・意義

5. 研究の方法

6. 研究実施期間

7. 研究対象者として選定された理由

8. 研究対象者の負担並びに予測されるリスクおよび利益

9. 随時，同意を撤回できること

10. 研究の実施に同意しないことおよび同意の撤回による不利益を受けないこと

11. 研究に関する情報公開の方法

書き方のポイント

例の通り，研究説明文書に沿った項目名を記載しましょう．なお，同意書は，研究説明文書とともに渡します．同意書には研究説明文書の項目のみ記載されるため，詳細の記載はありません．

MEMO

12. 研究対象者等の個人情報等の保護，研究に支障がない範囲での研究に関する資料の入手・閲覧の方法

13. 個人情報等の取扱い

14. 試料・情報の保管および廃棄する方法

15. 研究資金・利益相反

16. 研究対象者等からの相談への対応

17. 研究対象者等の経済的負担・謝礼の内容

18. 通常の診療を超える医療行為を伴う場合，他の治療方法等に関する事項

19. 通常の診療を超える医療行為を伴う場合，研究実施後の医療の提供

20. 侵襲を伴う研究の場合，当該研究によって生じた健康被害に対する補償の有無・内容

21. 試料・情報の二次利用，他研究機関に提供する可能性の有無

22. 侵襲（軽微を除く）を伴う介入研究の場合，研究対象者の秘密の保全を前提として，モニタリング・監査の従事者，倫理委員会が必要な範囲内で試料，情報を閲覧すること

お子様の氏名　＿＿＿＿＿＿＿＿＿＿＿＿＿＿＿＿＿＿

同　意　日　＿＿＿年＿＿＿月＿＿＿日

保護者様署名　（自筆）＿＿＿＿＿＿＿＿＿＿＿＿＿＿＿　（続柄）＿＿＿＿＿＿

ご　住　所　〒＿＿＿－＿＿＿＿＿＿＿＿＿＿＿＿＿＿＿

書き方のポイント

同意書は研究説明書に記載された項目のみを書きますので，漏れがないか確認しましょう．

この同意書の例は，小児に対して行う研究の場合の書式例です．
成人で，対象者本人が研究内容の理解・参加の可否の判断をできる場合は，本人の署名欄のみで足ります．

MEMO

第1歩　しっかりとした研究の設計図を作り倫理審査を突破しよう

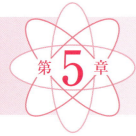

第5章 承諾書の具体的な書き方は，これだ！

1 承諾書とは何か

　承諾書とは，研究協力施設が研究の趣旨に賛同し協力することの承諾を得ていることを証明する書類です（倫理審査の際，「この研究は，既に研究協力施設から，研究に協力する承諾を得ています」と証明する文書です）．

 同意書と承諾書の違い

　同意書は，研究対象者が「研究に参加する」ことを同意したことを示す文書です．一方，承諾書は，研究協力施設が「研究に協力する」ことを承諾したことを示す文書です．
　同意書は，倫理審査後に研究対象者から得るので，倫理申請の際には「様式」（未記載）を提出しますが，承諾書は，倫理審査前に研究協力施設から文書を得て（記載済），倫理申請に提出します（原本は研究者が保存）．

2 承諾書には何を書かなければならないか

　承諾書の内容は，主に以下の項目を含み，研究内容に応じて不必要なものは削除，あるいは修正します．

- ☐ 研究課題名
- ☐ 申請者の氏名，所属，職名
- ☐ 研究協力施設の住所，機関名，機関長名

3 承諾書の書き方ガイド

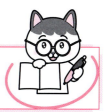

承諾書

〇〇大学大学院〇〇学研究科長　殿

　下記の研究課題の趣旨に賛同し，申請者が研究実施計画書に明記されている計画・方法等を厳守し，研究が実施されることを条件に当施設が協力することを承諾します．

記

研究課題	学童期の学校適応に影響する幼児期の社会的スキルの発達の特徴
申請者	〇〇〇〇
所　属	〇〇大学大学院〇〇研究科
職　名	講師

〇年〇月〇日

> 大学院生が研究を実施する場合は，指導教授が責任者，大学院生は実施者となることが一般的ですので，「申請者・職名」の欄には指導教授を記載します．

住　所　〇〇市〇〇区〇〇

機関名　〇〇幼稚園

機関長　〇〇〇〇　［公印］

以上

第 2 歩

研究計画書の仕上がりを自己チェックしよう

　第2歩は，研究計画書，倫理審査申請書等の各項目について，仕上がりをチェックする際のポイントを説明します．チェックポイントと事例を照らし合わせて内容を吟味し，実際にどのように書かれているかを確認しましょう．ここでの気付きを自分自身が研究計画を書く時に活かしましょう．

　また，チェックポイントは，後のページにある研究助成申請書を読む際にも活用でき，あなた自身の研究資金獲得に向けた申請書ブラッシュアップに繋げましょう．

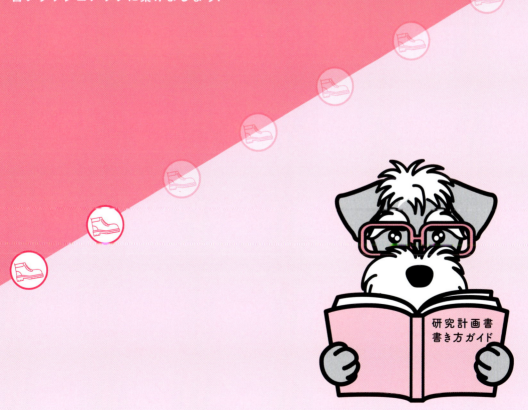

第2歩　研究計画書の仕上がりを自己チェックしよう

　この第2歩は第1～3章の3本立てで構成されておりそれぞれの流れは**図1**のようになります．

　まず，第1章では，申請者が書類（研究計画書，倫理審査申請書，研究助成申請書）を書くうえで書き方や伝え方を自分自身でチェックする項目を示します．これを用いて「自己チェック」しましょう．

　第2章では，計画書や申請書を審査する委員や，研究を指導する教員に対する心遣いやマナーを心得として示しますのでチェックしてください．

　第3章では，計画書や申請書をひととおり書き終え，しばらく時間をおいたのち，計画書や申請書を提出する前に最後に全体像を読み返す際の最終チェック項目を示します．最後の仕上げに活用してください．

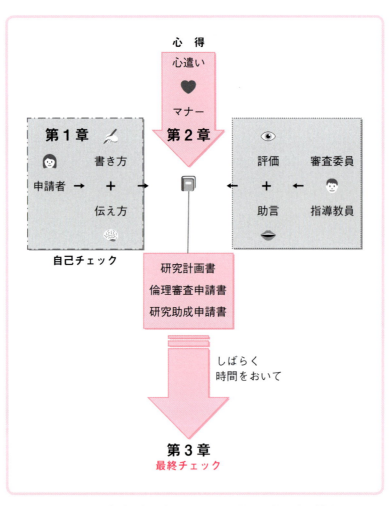

図1　研究計画書の自己チェックの流れと第2歩の構成

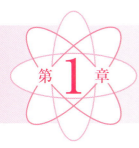

第1章 倫理審査や研究助成を申請するときに仕上がりを自己チェックしよう

研究計画において大切な項目は，①研究課題の着想に至った経緯，学術的意義，独自性・創造性・独創性，波及効果等，②研究目的，研究方法，データ分析方法等の妥当性，③研究遂行能力の妥当性および研究環境の準備性，④倫理的配慮の適切性などです．

まず初めに，研究計画（研究山登山計画）はすべてを網羅しているでしょうか．書き忘れているところはありませんか？　研究計画を書く場合，いずれ倫理審査申請を申請する際（倫理山登山）に申請書に落とし込む必要があることを勘案して，適切な文章の量や質にできましたか？　また研究助成の獲得を狙っているのなら，助成申請（助成岳登山）も念頭に置いておきましょう．

以下に，各項目が適切に書かれているかをチェックするポイントを示しますので，事例を用いてチェックしてみてください．その後は，あなたの書いた計画や申請書をブラッシュアップするのに役立てましょう．

1　Check 1　本研究の着想に至った経緯，学術的意義，独自性・独創性などを仕上げるうえでのチェックポイント

あなたの研究のすばらしさをアピールする大切な部分です．申請書類を読み返して，以下の□が当てはまるかをチェックしましょう．

1　本研究の着想に至った経緯のチェックポイント

- ☐ 研究計画に記載された研究の「問い」に繋がる背景を，研究分野全体を俯瞰して簡潔に書けているか
- ☐ 研究分野全体を俯瞰した時に自分自身が研究の核心であると考えている学術的根本的な「問い」を書けているか
- ☐ 本研究に繋がる自分自身の考えを書いているか
- ☐ 本研究に繋がる自分自身の業績を書いているか

2　研究課題の学術的意義のチェックポイント

- [ ] 学術的にみて推進すべき重要な研究課題であるかが書けているか
- [ ] 研究課題の核心をなす学術的「問い」（リサーチクエスチョン）は明確に書かれているか
- [ ] 学術的「問い」は独自性や創造性・独創性が認められるか
- [ ] 研究計画の着想に至る経緯は明確であるか
- [ ] 関連する国内外の研究動向と研究の位置づけは明確に書かれているか
- [ ] 本研究課題の遂行による学術的・科学技術的な波及効果を明確に書けているか
- [ ] 本研究課題の遂行による社会への波及効果は明確に書かれているか

3　関連する研究の国内外の動向のチェックポイント

- [ ] 他者の研究を引用して関連する研究の国内外の動向について説明を書いているか
- [ ] 関連研究との比較は本研究の独自性に説得力をもたせているか

4　本研究の位置づけのチェックポイント

- [ ] 国内外の関連研究の動向を用いて本研究の客観的な位置づけを書いているか
- [ ] これまでの他の研究と比較対照して，着眼点，手法，発想の独自性を書けているか

5　その他のチェックポイント

- [ ] 概要（項目にあれば）は本文の骨子が十分反映されているか
- [ ] 紹介する各情報が研究内容の理解を深める手助けとなるように繋がっているか

2 Check 2 研究目的，研究方法を仕上げるうえでのチェックポイント

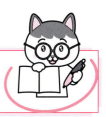

　あなたの研究の目的が明確で，それを達成するための妥当かつ具体的な方法を示す，大切な部分です．申請書類を読み返して，以下の□が当てはまるかをチェックしましょう．

1 研究目的のチェックポイント

- ☐ 研究目的は第三者に分かるように明確に簡潔に書かれているか
- ☐ 研究目的が問いの解明に（将来的に）繋がることが分かるか
- ☐ 何をどのように何処まで明らかにするのかを具体的に書けているか
- ☐ 研究の過程や成果による学術的な深化や他分野への波及，社会への還元，社会的な貢献等について書けているか

2 研究方法のチェックポイント

- ☐ 研究目的を達成するために研究方法等は具体的かつ適切であるか
- ☐ 具体的な研究対象および方法を書けているか（５Ｗ１Ｈに留意して書けているか）
- ☐ データの分析方法は具体的に書かれているか
- ☐ 研究目的を達成するために分析方法は適切であるか
- ☐ 研究方法（対象，方法等）は研究経費と整合性があるか
- ☐ 研究目的を達成するために研究を実施する準備状況は適切であるか
- ☐ 記載できる余白（スペース等）の制限を考えて記載する分量に留意して書けているか

3 その他のチェックポイント

- ☐ 研究計画が，単純な羅列を避けて，いくつかの項目に分けて理解しやすいように，5W1Hを意識して記載されているか
- ☐ 共同研究者（分担者，協力者）が参加する必然性が分かるか
- ☐ 予備データや自身の業績を文中で引用し，研究遂行能力を間接的にアピールできているか

3 Check 3　研究遂行能力および研究環境を仕上げるうえでのチェックポイント

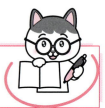

　あなたの研究の目的を達成するために，あなたが研究計画を実際に遂行できることをアピールする，大切な部分です．申請書類を読み返して，以下の☐が当てはまるかをチェックしましょう．

1 研究遂行能力のチェックポイント

- ☐ 研究を遂行できる能力を示すために，これまでの研究活動・業績（当該研究と直接関連しない業績も含む）などを書いているか
- ☐ これまでの研究活動等からみて，研究計画に対する十分な遂行能力があることを書けているか

2 研究遂行能力のチェックポイント

- ☐ 研究計画に必要な研究施設，設備，研究資料等，研究を滞りなくスタートできる情報を書いているか
- ☐ 予備的データなど研究を滞りなくスタートできる情報を書いているか

- ☐ 研究に関わる研究者（分担者，協力者）個々人が研究において果たす役割分担が具体的に書けているか
- ☐ 関係研究機関との連絡・調整状況などの進捗状況が書けているか

3 波及効果のチェックポイント（応用研究の場合）

- ☐ 社会への貢献や還元，あるいは他の分野への波及効果があるかを書いているか

4 Check 4 倫理的配慮を仕上げるうえでのチェックポイント

あなたが研究を実施するうえで十分に倫理的配慮ができていることを示す，大切な部分です．申請書類を読み返して，以下の☐が当てはまるかをチェックしましょう．

1 倫理的配慮のチェックポイント

- ☐ 研究対象者への侵襲，負担ならびに予測されるリスクおよび利益を書いているか
- ☐ 研究実施への同意ならびに撤回を書いているか
- ☐ 個人情報等の保護，取扱い，および研究によって入手した試料・情報の保管，廃棄の方法を書いているか
- ☐ 研究資金ならびに利益相反が書けているか
- ☐ 研究対象者等の経済的負担・謝礼の内容，ならびに研究対象者等からの相談への対応が書けているか
- ☐ 倫理的配慮は適切であるか

その他，研究助成申請書を記載する場合，研究計画の記載内容，記載方法について「指示書き」が設けられているものがあります．指示書きは，指示に従って具体的な内容を記述することを求めています．指示された内容は申請書に書かれていなければなりませんので，指示を見落とさないことと，書き忘れないことを肝に銘じておきましょう．

◆文献◆
1）桂　敏樹，星野明子：かんたん看護研究，改訂第2版，南江堂，2020
2）京都大学大学院医学研究科・医学部及び医学部附属病院 医の倫理委員会
　　http://www.ec.med.kyoto-u.ac.jp/review.html（2024年8月8日検索）
3）京都大学大学院医学研究科・医学部及び医学部附属病院 医の倫理委員会，人を対象とする医学系研究の倫理審査にあたり研究計画書に記載すべき事項
　　http://www.ec.med.kyoto-u.ac.jp/documents.html（2024年8月8日検索）
4）公益財団法人SOMPO福祉財団，ジェロントロジー研究助成
5）京都大学学術支援室，科研費申請書の教科書（※学内限定）
6）日本学術振興会，科学研究費補助金申請書
　　https://www-shinsei.jsps.go.jp/kaken/index.html（2024年8月8日検索）

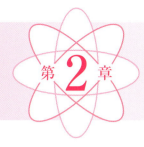

第2章 倫理審査や研究助成を申請するときはマナーを守ろう

　登山を楽しむ場合，山を愛する者としてマナーやルールの遵守は必須です．研究計画，倫理審査，研究助成審査など，第三者による審査や指導教員等からの指導を受ける場合，大切にしたい心得には何があるのでしょうか．審査員や指導教員は，貴重な時間を費やしてあなたのために少しでも適切な審査や教育的な指導をしたいと考えています．したがって，審査や指導を受ける者も審査員や指導教員が審査や指導がしやすいように，書類の書き方や内容を十分吟味して分かりやすいものにするマナー（心得）が必要ではないでしょうか．

1　マナー1　第三者に対する心遣いをしよう！

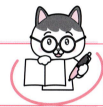

　倫理審査申請書，研究助成申請書のいずれについても，提出された書面を読んで審査判定する人がいることを忘れてはいけません．書面の読み手（倫理審査申請書を審査する人，研究助成申請書を審査する人，研究を指導する人など）の立場に立って，**第三者に理解しやすい書き方，内容，レイアウトを工夫することを常に心掛けなければなりません**．

a　審査する第三者のために工夫すべきポイントは何か

　読み手や審査員など，第三者のために工夫すると良い点は2つです．

1　読みやすく，分かりやすく書けているか

- ☐ 本文は一気に読み進められ，読むのに抵抗感が少ないものになっているか
  - ・余白や空行（段落間や行間に）を適度に設けましょう
  - ・漢字や専門用語の使い方に注意しましょう
  - ・文が長くなった場合は文を複数に分け一文を短くまとめましょう
  - ・本文のベースフォントには**明朝体，11ポイント以上**を使いましょう

- ・必要に応じて見出しや強調箇所はゴシック体を使いましょう
- ☐ 研究内容は瞬時に伝わり，理解できるものになっているか
  - ・内容をあらかじめ予測しながら読めるように，箇条書きを効果的に，積極的に使いましょう
  - ・項目の番号や箇条書きを使って，研究計画の構成を構造化しましょう
  - ・見出しや箇条書きを使って要点を整理して伝え，理解を誘導しましょう
- ☐ 強調や装飾により内容にコントラストをつける工夫ができているか
  - ・下線やゴシック体により伝えたい箇所を，コントラストを使って強調しましょう
  - ・強調や装飾を使って使用箇所の相対的な差を設けて，その効果を上げましょう
- ☐ 図解を用いて伝える工夫ができているか
  - ・理解を助けるために図表を活用しましょう
  - ・必要に応じてカラー（場合によってはブルースケール）の図を活用しましょう

2 良い評価を得るための工夫ができているか

- ☐ 申請書に必要な項目は何処に書いてあるかすぐに一目で分かるか
  - ・申請書を読む人が必要な項目の該当箇所が分かるようにしましょう
- ☐ 研究の特長の理解を深めるための研究の意義をアピールできているか
  - ・研究の特長や意義を客観的かつ論理的にアピールしましょう
  - ・研究の実現可能性を研究環境・業績等からさりげなく，したたかに書きましょう

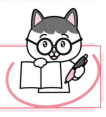

2 マナー2 分かりやすい図表を描こう！

第三者に対する心遣いは本文だけでは足りません．図表にも工夫が必要です．理解を助けるために工夫すると良い点を2つ示します．

1 何のために図表を入れるのか，その理由を理解すること

本文の説明では分かりにくい・理解しにくい箇所を補足するために図表を用いましょう．本文と別にすることで，特に伝えたい箇所（独自性，新奇性など）を強調することができます．また，本文の限られた文字数では説明しきれない内容も図表を使い分けることで補足することができます（**図1**）．

概要図：研究の全体像や概要を示す
計画図：研究の年度スケジュールや研究・実験の手順を示す
組織図：共同研究者の所属，専門分野などを示す
体制図：共同研究者，他機関・組織との協力関係を示す
データ：実験・調査などのデータを示す

図1　図表の活用例

2 伝えたい情報をより明確にすること

図表を入れる目的を決めたら次は，何を伝えるか，伝える情報やメッセージを考え，より強調する工夫をしましょう．

☐ 分かりやすい図表の構図を考える
　・流れが分かりやすい構図（上から下へ，左から右へ）を考えましょう
　・アイデアを手書きして考えましょう
☐ ルールに従って図表を描く
　・グラフィックデザイン領域に沿った図形の体裁や配色にしましょう．
　　ただし，申請書によっては配色が白黒に制限されることもあります

◆ 文献 ◆
1）桂　敏樹，星野明子：かんたん看護研究，改訂第2版，南江堂，2020
2）京都大学大学院医学研究科・医学部及び医学部附属病院 医の倫理委員会（http://www.ec.med.kyoto-u.ac.jp/review.html　2024年8月8日検索）
3）京都大学大学院医学研究科・医学部及び医学部附属病院 医の倫理委員会，人を対象とする医学系研究の倫理審査にあたり研究計画書に記載すべき事項（http://www.ec.med.kyoto-u.ac.jp/documents.html　2024年8月8日検索）
4）公益財団法人SOMPO福祉財団，ジェロントロジー研究助成
5）京都大学学術支援室，科研費申請書の教科書（※学内限定）
6）日本学術振興会，科学研究費補助金申請書（https://www-shinsei.jsps.go.jp/kaken/index.html　2024年8月8日検索）

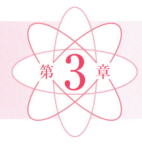

第3章 提出前に再度，全体の最終チェックをしよう

倫理審査を終えると研究を始めることができるようになります．研究は計画に沿って実施し，途中で変更することはできません（原則，変更には手続きが必要です）．杜撰（ずさん）な準備と計画では無事に登頂し，下山するのがおぼつかなくなります．登山では周到な計画を念入りに考えて準備する必要がありましたね．

計画はうまくできたと思っても，後から全体を読み返してみると意味が分かりにくいところや，ロジック（論理）が破綻しているところがあったり，盛り込みすぎや省きすぎのところがあったりと，気づくところがあるものです．**研究計画等がひととおり仕上がったら，時間を空けて（たとえば2, 3日後に）読み返してみましょう．**

ここでは，時間を空けて全体を一気に読み返すことの大切さをお伝えします．各部分に注目するのではなく，大局的に見て全体があなた自身や他の人がしっくり理解できる文章の構成になっているかを見極めましょう．仲間・同僚や他分野の人に読んでもらうなど，他人の意見や感想を聞くのも1つの方法です．

書類を提出する前に，最後に申請書を読み返す

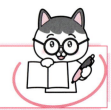

■提出する前に読み返すポイント

読み返すときのポイントを示します．
申請書に書いた要素を推敲し，以下の4点を確認しましょう

> ① 論理構成は破綻していないか？
> ② 評価基準を満たしているか？
> ③ 書かなければならない項目に抜けはないか？
> ④ 研究の魅力が漏れなく記載されているか？

上記4点は，倫理審査申請書から主要な要素を抽出し，構造化することで，申請書作成の目的が達成されているか，また研究の根本的な「問い」が正しく示されているかを検証することができます．研究の主要な要素を整理シートに書いて整理しておけば，自分自身が検証しやすくなります．

2 倫理審査申請前に最後のチェックをしよう

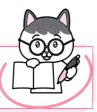

　倫理審査を申請する場合は，その前に各機関・組織の倫理審査申請チェックリストを用いて必要な項目・内容や書類などに漏れがないかをチェックしましょう．

　ただし，申請書の項目・内容などは，所属する機関によって異なる場合があります．チェックリストがない機関もあります．各機関・組織の倫理審査申請書について事前のチェックリストがあれば，提出前にリストに従って記入漏れ（非該当の項目を含む）がないかを確認しましょう．また該当しない項目も確認しておきましょう．そのうえで，研究計画書から倫理審査申請書に必要な内容を落とし込んでください．**申請する際には，各機関・組織のチェック表を必ず確認して，チェックを終えてから申請書を提出しましょう．**

　なお，京都大学「医の倫理委員会」のチェックリストが参考になります．文献3）を参照してください．

◆ 文献 ◆
1) 桂　敏樹，星野明子：かんたん看護研究，改訂第2版，南江堂，2020
2) 京都大学大学院医学研究科・医学部及び医学部附属病院 医の倫理委員会
   http://www.ec.med.kyoto-u.ac.jp/review.html（2024年8月8日検索）
3) 京都大学大学院医学研究科・医学部及び医学部附属病院 医の倫理委員会，人を対象とする医学系研究の倫理審査にあたり研究計画書に記載すべき事項
   http://www.ec.med.kyoto-u.ac.jp/documents.html（2024年8月8日検索）
4) 公益財団法人SOMPO福祉財団，ジェロントロジー研究助成
5) 京都大学学術支援室，科研費申請書の教科書（※学内限定）
6) 日本学術振興会，科学研究費補助金申請書
   https://www-shinsei.jsps.go.jp/kaken/index.html（2024年8月8日検索）

第 3 歩

研究助成を申請してみよう

　研究を行うためには，機器・器材（測定機器，検査機器，情報機器，試薬等），謝金（研究協力，研究助手等），旅費（調査，学会参加等），その他（データ入力，用紙・印刷等）のさまざまな費用が必要です．研究者は研究に必要な資金を獲得し，研究を実施しやすい環境を整えることも大切です．計画山を越えたら，助成岳に足を延ばし，研究資金の獲得にチャレンジしてみましょう．頂上からはすばらしい眺望が楽しめて，研究をスムーズに遂行できる見通しが開けるかもしれません．

　研究助成には，さまざまなもの（科学研究費補助金，各省庁研究助成金，民間研究助成金等）がありますので，まずは情報を集めましょう．

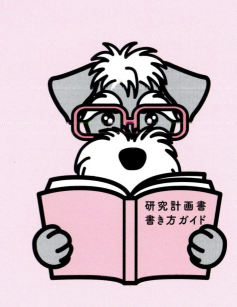

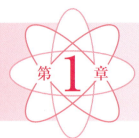

第 1 章　研究助成の獲得にトライしよう

1　研究助成申請書を作成する

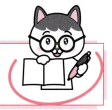

　研究に必要な資金を獲得するために研究助成にチャレンジしましょう．研究計画から研究助成申請書を書く際に留意するポイントを以下に示します．

1　短時間で内容を理解してもらえるように書く！

　審査をする委員の負担を考えて読みやすい文章，可読性の高い文章を作成しましょう．
　たとえば段落間や行間に適度な余白や空行を設けたり，焦点が不明瞭にならないように一文を長く書きすぎないようにしましょう．長い日本文を書く場合はベースフォントを明朝体にして11ポイント以上の文字を使いましょう．また，読む気を損なわないように，漢字，専門用語を多用することは控え，**必要に応じて専門用語に解説や補足を書き加える**とよいです．

2　アピールしたい点を明確にする！

　計画内容を構造化し要点を整理しましょう．見出しや箇条書きを積極的に使うとよいです．また，強調や装飾により内容に適度なコントラストを付けると読み手に伝わりやすくなるでしょう．見やすい図表（図解）も積極的に用いましょう．

3　審査委員の評価のつぼを刺激する！

　評価される要素（つぼ）をおさえて，申請書のどこに，どのように書いたらより効果的か考えましょう．研究の意義と実現可能性をアピールして，研究の特長をきちんと示しましょう．

2 研究助成申請書の具体的な書き方は，これだ！

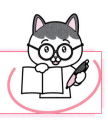

　次ページから大学院生が指導教員の指導を受けて，民間の研究助成に応募し，研究資金獲得にトライした研究助成申請書の事例（公益財団法人SOMPO福祉財団・ジェロントロジー研究助成）を示します．

　研究助成申請書をみると，記載しなければならない項目（申請者，申請者の業績等，研究計画）が示されています．各内容をよくみると，看護職や大学院生が作成する研究計画書の項目や内容と異なっているところがあるかもしれません．皆さんが作成する研究計画書の内容は，「3.研究計画」に含まれます．しかし，これはあなたの研究計画書と必ずしも一致するとは限りません．また申請書の内容は研究助成によっても違いがあります．しかも，研究計画に関する項目の記載枠が必ずしも広くなかったり，文字数に制限があることもあります．したがって，あらかじめ自分自身が作成した研究計画書の内容を，適宜申請書にある研究計画に記載する項目や枠にあわせなければならないことがあります．では早速みていきましょう．

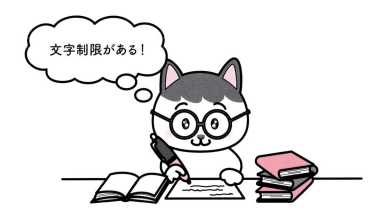

3 研究助成申請書の書き方ガイド

事例 SOMPO福祉財団・ジェロントロジー研究助成 申込書

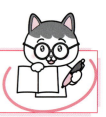

○○年度　福祉諸科学事業　　○○年度ジェロントロジー研究助成　申込書

公益財団法人SOMPO福祉財団 御中

○○年度ジェロントロジー研究助成　に申し込みます．

助成対象となった場合は，被助成者名，所属，研究テーマ，助成金額等の公表に同意します．

また，私は反社会的勢力とは一切関わりがないことを宣言します．

＊該当する□にチェック☑をしてから，その内容を記入して下さい．「別紙参照」との記載は不可とします．

1.申請者（研究者または共同研究代表者）　　　　○○年　○○月　○○日

氏　名 *必須	フリガナ（　　　　　　　） ○○　○○	生年月日 *必須	（西暦） 　　年　　月　　日 （満　　　歳）
所属先名・職名 *必須	○○大学大学院　○○研究科○○ 専攻　　○○コース	専攻分野 *必須	○○看護学分野
所属先	所在地 *必須	〒606 － 京都　　　　都・道・府・県　　京都市左京区		
	TEL *必須	（　）（　）（　）内線（　　　　　）		
	FAX	（　）（　）（　）		
	E-Mail *必須			

書き方のポイント 💡

 ホームページ（研究助成）を確認して，申込書にもれなく必要事項・内容を書きましょう．

 焦点が不明瞭にならないように一文は長く書きすぎないようにしましょう．

 （長い文章を書く場合は）ベースフォントを明朝体・11ポイント以上にしましょう．

 漢字，専門用語の多用は控えましょう．

 申請者を単独にするか，あるいは共同研究者を含むかを考えて記入しましょう．
共同研究者は，研究分野に実績がある研究者や，日頃一緒に研究している仲間から選び，あらかじめ了解を得ましょう．

MEMO

自宅	所在地 ※必須	〒 606 　－　 京都　　　　　都・道・府・県　　京都市左京区			
	TEL ※必須	（　　）（　　　）（　　　）			
	FAX	（　　）（　　　）（　　　）			
	E-Mail ※必須				
決定通知書の 送付希望 ※必須		☐　所属先住所　　　　　　☐　自宅住所			
共同研究者		所属先名・職名		専攻分野	年齢
○　　　○		○○大学大学院○○研究科○○専攻・教授		○○看護学	
○　　　○		○○大学大学院○○研究科○○専攻・教授		○○看護学	

2. 申請者の略歴，業績等　※共同研究の場合は代表研究者

略　歴 （最終学歴，職歴等） ※字数上限：920字 （スペース含む） ※必須	※入力例「（西暦）年（月）月：（略歴，業績等を記述）」のようにご記入ください． ※年数は西暦，年数・月は半角で入力願います． 【学歴】 ○○年4月〜現在：○○大学大学院 ○○研究科○○専攻　修士課程1回生 ○○年3月：○○大学　○○学部○○学科　卒業 【職歴】 ○○年4月〜○○年３月：○○市　　○○部　○○課　○○係　保健師
当該研究に関する主要な業績 ※字数上限：840字 （スペース含む） ※必須	「該当なし」

第1章　研究助成の獲得にトライしよう

書き方のポイント

略歴は，研究助成に申請する者が申請する研究課題にふさわしいことを示すものが望ましいです．たとえば看護師（内科慢性期病棟勤務），保健師（健康推進係母子保健担当）などです．
当然ながら事実を書きましょう．

当該研究に関する業績，たとえば原著，資料，活動報告，総説，学会発表等があれば書きましょう．
書き方は申請書の指示を参考にしましょう．

MEMO

第3歩　研究助成を申請してみよう

推薦を受けた直属長 ※共同研究の場合は代表研究者の直属長 *必須	推薦者氏名	所属名・職名
	○　○	○○大学大学院○○研究科○○専攻　教授

他財団等への助成金申請の有無 *必須	☐ なし ☐ あり → 　申請先（　　　　　　　　　　　　　）結果判明時期 　　　　　　　（　　　　　　年　　　　月頃）
当財団からの過去の助成の有無 *必須	☐ なし ☐ あり → 　助成年度（西暦　　　　　　　　年度）
本助成の情報入手先	☐ 財団HP　☐ 学会（学会名：　　　　　　　　　　　　） ☐ 所属先　☐ その他（　　　　　　　　　　　　　　　）

（事務局記入欄）

申込NO	

3. 研究計画

（1）研究課題　※記載不要

> ジェロントロジーに関する社会科学・人文科学分野における独創的・先進的な研究

（2）研究テーマ *必須　※内容を具体的に示すテーマを記入して下さい．※字数上限：106字（スペース含む）

> 住民同士の繋がりが強い中山間地域における高齢者の「自ら選んだ」社会的孤立とフレイルおよびQOLとの関連に関する研究

（3）助成申込金額 *必須

> 50万円　　※1万円未満は切り捨て

（4）目的と計画の概要 *必須　※特に独創性・先進性・重要性　※字数上限：4390字（スペース含む）

> 【本研究の全体像】
> 住民同士の繋がりが強い中山間地域において，社会的孤立とりわけ自ら選んだ社会的孤立が地域在住高齢者のフレイルおよびQOLと関連しているか，また社会的孤立者のソーシャ

第1章　研究助成の獲得にトライしよう　　81

書き方のポイント

他の研究助成申請の有無や，該当する研究への過去の実績を書きましょう．

字数制限内で内容を具体的に示すテーマを記入しましょう．テーマは，内容のキーワードを使うと考えやすいこともあります．

助成申込金額は妥当な金額を書きましょう．

専門領域以外の審査員の場合もあるため，専門用語を分かりやすく表現して記載しましょう．

MEMO

第3歩　研究助成を申請してみよう

ルキャピタルの脆弱性とフレイルおよびQOLとの関連を明らかにし，中山間地域の社会的孤立高齢者への保健師としての支援方法を検討する．

【本研究の具体的な目的】

中山間地域の地域在住高齢者を対象として

1）社会的孤立とりわけ自ら選んだ社会的孤立と身体的・精神的フレイルおよびQOLの関連を明らかにする．

2）社会的孤立者のソーシャルキャピタルの脆弱性と身体的・精神的フレイルおよびQOLの関連を明らかにする．

研究の成果から社会的孤立および孤立者のフレイル予防およびQOL維持に向けた施策を検討する．

【研究の学術的背景】

我が国では2025年には後期高齢者が高齢者の約半数を占めると推測されている．加えて社会構造や，家族形態の変化に伴って，高齢者独居世帯は2014年には595万世帯に達し，25.6％まで急増している（平成28年版高齢者白書）．特に中山間地域では人口減少と高齢化が進み，限界集落の出現が社会問題化し，高齢者の独居世帯や夫婦のみ世帯への支援が必要になっている．また中年男性の未婚率が上昇し，将来の高齢期における独居者の予備軍になる可能性が高い．したがって保健師活動の中で高齢者の社会的孤立者だけでなく中年者の社会的孤立者予備軍に対する支援方法を先駆けて検討する必要性も高まっている．

我が国は既に長寿社会となっており，健康寿命の延伸が喫緊の健康課題となっている．地域で長く健康に暮らすためには介護予防対策は必須であることから，その役割を担う専門職，保健師への期待は大きい．保健師はこれまで要介護状態に至る前段階として虚弱高齢者に対する支援を進めてきたが，近年要介護状態の前段階としてフレイルの概念が提示されている．そこで社会的孤立とフレイルとの関連を新たに検討する必要性が高まっている．そのため，介護予防を担う保健師には社会的孤立への対応がフレイルの予防に繋がり，QOLの維持に寄与するかを明らかにすることと，社会的孤立者に対する支援のガイドライン作成が求められている．

先行研究によれば，社会的に孤立した人や社会関係が乏しい人ほど，要介護状態のリスクが高く（斉藤ら2015），1.5倍程度早期死亡のリスクが高い（Holt-Lunstad et al. 2010）．また，社会的孤立状態は心身機能の低下（Wenger et al. 2004），認知機能の低下（Kotwal 2016），低栄養（Boulos 2016）のリスクも高い．加えて孤立状態の高齢者は満足度や幸福度が低く（Cappell et al. 1989），抑うつや孤独感を感じている人も多い（小林ら2011）．しかしながら社会的孤立に関する先行研究（斉藤2012）によれば，①社会的孤立

書き方のポイント 💡

着想に至った経緯を自分自身の研究成果や文献を交えて書きましょう.

自分自身の研究が国内外の研究のどこに位置付けられるかを書きましょう.

先行研究等から,今まで何が分かっていて,何が分かっていないのか,研究の背景を明確に記載しましょう.

なぜ分かっていないのかを簡潔に書きましょう.

自分自身の研究があれば,他者の研究と区別して何が違うのかを書きましょう.

研究の実績や研究能力を示すことができますので,自分自身の研究があれば引用しましょう.

MEMO

の基準は明確に定まっていないこと，②社会的孤立状態は自ら望んだ状態もあるが，それを特定するのが困難であること，③孤立と関連する健康状態や経済状態などを総合的に分析した研究が少ないことが指摘されている．また高齢者の孤立状態には多様性があり，社会的孤立の類型化に基づいた施策や支援方法を検討することが必要であることも指摘されている．（斉藤2009；小林2015）

これまで社会的孤立の定義は，一般的に「家族や地域とほとんど接触がないという客観的な状態」（Townsend 1963）が用いられ，主観的な孤独感と区別して捉えられている．現在では社会的孤立の測定指標は幾つかあるが，Lubben Social Network Scale（Lubben 1988）が国内外の研究において最も広く用いられている．この指標は社会的ネットワークの大きさ・交流頻度・親密度を包括した簡便な10項目で構成されているが，これでは測定できない「自ら選んだ孤立」を特定して，フレイルおよびQOLとの関連を明らかにすることも重要である．

一方，近年健康との関連が注目されているソーシャルキャピタル（Putnam 1993, 2000）は，「信頼」「規範」「ネットワーク」のような社会的仕組みの特徴と定義されている．ソーシャルキャピタルは社会的孤立と密接な関係があると指摘され，社会的孤立状態はソーシャルキャピタルが脆弱であることも示している．したがって社会的孤立にはこれまでの個人の家族関係や友人，隣人との交流のみならず，地域社会でのネットワークにも着目すべきであると考える．ソーシャルキャピタルの測定はさまざまな方法で行われているが，本研究では社会におけるネットワークとそれを利用して得られる効用を明らかにするために，リソースジェネレータ（Kobayashi et al. 2013）を用いて測定する．そのうえでソーシャルキャピタルと身体的・精神的フレイルおよびQOLとの関連を明らかにするだけでなく，社会的孤立との関連も明らかにしたいと考える．

このように家族関係や友人関係，隣人といった小さなコミュニティからの孤立や，地域社会といった大きなコミュニティからの孤立が高齢者のフレイルおよびQOLとどのように関連するかを明らかにできれば，社会的孤立の関連要因を個人特性だけでなく地域特性を含めた両側面から類型化したうえで，それに対応した具体的な保健師活動を検討することができ，社会的孤立者を支援するためのガイドライン作成に寄与すると考えられる．

【研究期間に何をどこまで明らかにしようとするのか】

研究期間内には下記のことを明らかにする．中山間地域の地域在住高齢者を対象として

1）社会的孤立，とりわけ自ら選んだ社会的孤立と身体的・精神的フレイルおよびQOLの関連を明らかにする．

2）社会的孤立者のソーシャルキャピタルの脆弱性と身体的・精神的フレイルおよびQOL

第1章　研究助成の獲得にトライしよう　　85

書き方のポイント

- 先行研究を踏まえて，「問い」の学術的重要性や意義は何かを書きましょう．

- 必要な場合は俯瞰的な視点で研究の位置付けを書きましょう．

- 応用研究では波及効果を「問い」に置き換えて書くことが必要です．

- これまでの研究成果などを用いて研究の強みや独自性（発想や方法）を書きましょう．

- 研究で何を明らかにしようとするのか（リサーチクエスチョン）を記載しましょう．また，社会的・学術的な意義は何か，検証的研究の際は証明しようとする仮説を記載しましょう．

MEMO

第3歩　研究助成を申請してみよう

の関連を明らかにする.

1）および2）の研究成果から社会的孤立者および社会的孤立者に対するフレイル予防のための施策を検討し，保健師活動のガイドライン作成のための資料とする.

【本研究の学術的な先進性・独創性および予想される結果】

◇学術的な先進性は何か

①社会的孤立とフレイルの関連を明らかにする点

　→身体的・精神的フレイルの定義は明確である一方で，社会的フレイルの定義は必ずしも明確ではない.本研究では社会的孤立に着目し，地域在住高齢者の社会的孤立とりわけ自ら選んだ社会的孤立と身体的・精神的フレイルおよびQOLとの関連を明らかにする点にある.

②中山間地域における社会的孤立者（およびその潜在的な予備軍）に対するフレイル予防やQOL維持のための保健師活動を検討する資料とする点

　→将来人口減少が予測されている中山間地域において，増加している中年単身者が将来社会的孤立者予備軍になるという潜在的な地域課題と，社会的孤立者および孤立者のフレイルへの移行に対応した具体的な保健師活動を検討し，今後の保健師活動のガイドラインを作成するための資料とする点にある.

◇学術的な独創性はなにか

①社会的孤立を「自ら選んだ孤立」と「自ら選んでいない孤立」とに区別して検討する点

　→社会的孤立を客観的に捉えるだけではなく，孤立状態に至る高齢者の意思を含み，社会的孤立を自ら選んだか否かで区別して捉え，社会的孤立とフレイルおよびQOLとの関連を検討する点にある.

②社会的孤立と身体的・精神的フレイルの評価に質問紙および問診測定の両者を用いて検討する点

　→質問紙による調査の結果に基づいて，社会的孤立者および非社会的孤立者から抽出した高齢者に対して，問診および測定を行い，社会的孤立とフレイルの関連をより詳細に検討する点にある.

③調査対象が住民同士の繋がりが強いとされる中山間地域である点

　→住民同士の繋がりが弱いとされる都市部と異なり，住民同士の繋がりが強い中山間地域において高齢者の社会的孤立が要介護状態の前段階であるフレイルに至る要因になるのかを検討する点にある.また中年単身者が増加し，将来社会的に孤立しやすい人々に対する対策が必要となると予測される中山間地域を調査地域として，潜在的なリスク者に対する施策の検討に寄与するねらいもある.

書き方のポイント

研究成果から創造される社会的還元を書きましょう.

独創的なアプローチや創造的な手法などを書きましょう.

研究成果から創造される学術的深化や他分野への波及効果を書きましょう.

MEMO

【本研究の社会的意義・重要性】

長寿社会の我が国において，健康寿命の延伸が喫緊の健康課題である．近年世帯構造の変化に伴って高齢期における社会的孤立者の増加が予測されている．社会的孤立者は要介護状態のリスクが高く，早期死亡のリスクも高いことから介護予防対策の重要な対象になり得る．本研究は社会的孤立高齢者と要介護状態の前段階であるフレイルとの関連を明らかにし，本研究の成果からフレイル予防のための社会的孤立者に対する対策を検討することができる．中山間地域においては従来地域の繋がりが強いと考えられていることから，社会的孤立者に対する対策は重要視されてこなかった傾向がある．しかし住民同士の繋がりが強い地域における社会的孤立が高齢者の健康状態にどのような影響を及ぼすかについては未だ明らかになっていない点が多い．また同地域においては中年単身者が将来社会的孤立者になる可能性が高いことから，この潜在的な地域課題に対する対策をあらかじめ立案し，問題が顕在化しない段階で対策を推進する必要がある．

本研究の成果は中山間地域における社会的孤立者およびそのフレイル予防とQOL維持に向けた対策を検討する資料となり，保健師活動のガイドライン作成に寄与すると考えられる．

【研究計画・展望】

本研究では，中山間地域における地域在住高齢者の社会的孤立とフレイルおよびQOLの関連を明らかにすることを目的として，下記の2つの方法で調査を行う．

①E県の中山間地域であるK町高齢者を対象に，地域在住高齢者の社会的孤立とりわけ「自ら選んだ」社会的孤立とフレイルおよびQOLとの関連を明らかにするための質問紙による悉皆調査を実施する．

②悉皆調査の結果をもとに，社会的孤立者と非社会的孤立者からそれぞれ70名ずつを無作為に抽出し，非社会的孤立者と比較して，社会的孤立者のソーシャルキャピタルの脆弱性とフレイルおよびQOLとの関連の強さを比較検証するための訪問調査を実施する．

本調査の成果を今後の保健師活動のガイドライン作成のための資料とし，社会的孤立者への支援および社会的孤立者に対するフレイル予防とQOL維持のための施策を検討する．

（4228字/4390字）

書き方のポイント

 研究成果より得られる社会的な意義や重要性を書きましょう．

 目的を達成するための研究計画を書きましょう．

MEMO

（5）当該研究の研究方法 *必須 ※字数上限：1960字（スペース含む）

本研究では，中山間地域における地域在住高齢者の社会的孤立と身体的・精神的フレイルおよびQOLの関連を明らかにする．

〈調査1　E県K町における，地域在住高齢者の社会的孤立とフレイルおよびQOLの関連を明らかにするための質問紙による悉皆調査〉

【対象者】

対象は中山間地域であるE県K町の65歳以上の地域在住高齢者，約3,850名である．対象地域のK町は高齢化率45.54％で，高齢化率未婚率ともに県下1位である．人口は8,460人（H27国勢調査），四国山地に囲まれており農林資源の豊富な町である．人口減少率12.28％と過疎化が進んでいる．

【調査方法】

各地区の民生委員が自記式質問紙を高齢者に配布し，回答後に郵送または民生委員を通じて回収する．

調査期間：2016年12月～2017年3月

【質問項目】

①基本属性：年齢，性別，世帯の種類，結婚歴，経済的ゆとり，就労の有無，現病歴，既往歴，主観的健康感，生活習慣，要介護認定，社会参加の有無

②社会的孤立：Lubben Social Network Scale（Lubben 1988）以下LSNS

③孤独感：日本語版UCLA孤独感尺度（第3版）（舛田ら2013）

④自ら選んだ孤立：「現在の家族・親戚や友人との付き合いは，あなた自身が選んだものですか？」の1項目に対し〔好んで選んだ・仕方なく選んだ・選んでいないが自然とそうなった〕の3件法

⑤身体的フレイル：Mini Nutritional Assessment Short Form®，ロコモ5（星野2011），GOHAI（Naito et al. 2006），残存歯数（馬場ら2004）

⑥精神的フレイル：自分でできる認知症の気づきチェックリスト（東京都・東京都健康長寿医療センター 2014），高齢者うつ尺度短縮版－日本語版（杉下，朝田2009）

⑦QOL：SF-36（Fukuhara et al. 1998）

（分析方法）

〈調査2　悉皆調査の結果をもとに，社会的孤立者と非社会的孤立者からそれぞれ70名ずつ無作為抽出し，社会的孤立とフレイルおよびQOLの関連を明らかにするための訪問調査〉

第1章 研究助成の獲得にトライしよう

書き方のポイント

 具体的な研究計画を立案し，5W1Hを意識して実施方法を書きましょう．

 方法の項目に添って，対象，調査・実験などについて具体的な内容を書きましょう．

 方法の項目について相互の関係に触れましょう．

 研究のスケジュールを具体的に書きましょう（適宜図表などを用いてもよいです）．

 申請書に指示がある場合，必要に応じて収集したデータを分析解析する方法を具体的に書きましょう．

MEMO

第3歩　研究助成を申請してみよう

【対象者】

調査1の結果より判定した社会的孤立者と非社会的孤立者から無作為に抽出した各70人に対して訪問する．社会的孤立の基準は，LSNSの得点が20点以下とする．要介護度が高く，測定が困難である者を除外する．

【調査方法】

訪問調査は参加の同意が得られた対象者に対して自宅に訪問し測定を行う．調査は申請者と調査員によって行う．事前に調査手順をマニュアル化したものを作成し調査員に配布し，調査員に対する研修会を行う．

調査期間：2017年5月～2017年7月

【問診・測定項目】

①ソーシャルキャピタル；リソースジェネレータ（Kobayashi et al. 2013）

②身体的フレイル：アジアワーキンググループ連合のサルコペニア評価方法（2ステップ値・握力・筋量測定），Mini Nutritional Assessment®，咀嚼力判定ガム（平野ら2002），反復唾液嚥下テスト（小口ら2000）

③精神的フレイル：Montreal認知症評価日本版（Fujiwara et al. 2010）

【倫理的配慮】

本研究は〇〇大学の医の倫理委員会の承認が得られた後に調査を実施する．研究対象者に対する説明は，文書または口頭により目的・内容・データの匿名化・調査にあたっての利益と不利益・任意で調査途中での辞退の権利を有することを事前に説明したうえで研究参加への同意を得る．具体的には，質問紙調査では説明文書を同封し，回答が得られたことを研究参加に同意したとみなす．面接調査では説明文章を用いて口頭で説明したのちに書面にて同意を得る．

加えて，社会的コンセンサス，個人情報の取り扱い，生命倫理・安全対策に対する取り組みに対して，十分な対策と措置を講じたうえで実施する．

【本研究遂行上の工夫および研究体制】

本研究の共同研究者は，〇〇，〇〇，〇〇の老人保健の専門家であり，量的・質的研究に精通した研究者である．これまで都市部において社会的孤立者への支援活動を展開しているグループであり，本研究の内容や方法に関して検討を重ねてきている．本研究の遂行に当たって共同研究者の協力が得られ，実施する体制は整っている．また本研究の調査地域である〇県〇町については研究代表者が精通しており，既に同町保健福祉課とは交渉を終え調査実施の内諾を得ている．

【社会・地域に対する研究成果の発信方法】

書き方のポイント

既に，倫理委員会の承認が得られている時は，倫理委員会の名称，審査番号などを記載しましょう．

自分自身や共同研究者に研究を実施できる能力が備わっていることを書きましょう．

分担者，協力者などの役割分担を示し，研究実施体制を書きましょう．

研究環境が整っていることを書きましょう．

研究成果の発信方法を示し，社会への還元方法を書きましょう．

MEMO

本研究の成果は，国内外の学術雑誌への投稿および学会発表を中心に社会・国民に発信する．また本研究の対象地域に研究成果の報告書を提供する．

(1927字/1960字)

(6) 当該研究のこれまでの経緯＊必須　※特に独創性・先進性・重要性　※字数上限：740字（スペース含む）

我々は2005年から都市部○○市○○区の元○学区において社会的孤立者等に対する実践活動を展開している．"すこやかサロン"では，「疾病予防・健康増進・安心安全の促進」を三本柱として健康相談，健康教育，すこやかサロン体操等を行ってきた．都市部における小地域基盤型の活動は，高齢者の孤立予防や予防的健康支援システムとして機能することが報告されている（○○ et al. 2011）．また地域の繋がりを再生し健康力と地域力を向上させることを目的として，大学を含む多機関，多職種と住民が連携協力してA地域健康まちづくり会を結成し，社会的孤立者を含めた住民の健康増進活動を展開している．コミュニティ機能が低下しつつある都市部高齢化地域住民の暮らしを支えるためには，既存の組織や機関がその機能を共有し，社会的孤立者にも地域の人々との繋がりを促す実践活動が有効であり，これは子どもから高齢者までの健康で安全安心なまちづくりに繋がる（○○ら2013，○○ら2016）．

他方，地域の繋がりは比較的強い中山間地域では，人口減少と高齢化が著しい．住民の絆が強い地域で社会的孤立に至ると，都市部とは異なる心身の健康への影響があると考えられる．都市部とは異なる社会背景をもつ中山間地域での社会的孤立は，高齢者のフレイルおよびQOLとどのような関連があるのかを明らかにする必要がある．今後地方では人口減少や高齢化がさらに進み，社会的孤立への関心が高まると予測される．社会的孤立者に対するフレイル予防やQOL維持は，健康寿命の延伸に繋がることから，今後社会的孤立者に対する施策の検討と保健師活動のガイドラインを作成することの必要性が高まっていると考える．

(696字/740字)

(7) 当該研究に関する国内および国外における研究の現状＊必須　※字数上限：740字（スペース含む）

社会的孤立はさまざまな操作的定義によって研究されているが（○○ら2015），社会的孤立者は死亡（○○ et al. 2010）や要介護状態の発生リスク（○○ら2015）が高い．また社会的孤立状態は，認知機能低下（○○ 2016）や抑うつ（○○ら2011），低栄養（○○

第1章 研究助成の獲得にトライしよう

書き方のポイント 💡

- 研究活動に繋がる研究活動・実践活動とその成果，関係性を書きましょう．
- これまでの研究活動を示して，研究の実施能力や実現可能性があることを書きましょう．
- フィールド研究ではフィールドとの関係性やフィールドにおける研究活動を書きましょう．
- 臨床研究では医療機関との関係性や臨床における研究活動を書きましょう．
- 共同研究者，研究協力者との関係性や研究活動を書きましょう．

MEMO

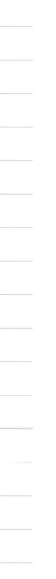

第3歩　研究助成を申請してみよう

2016）等の身体的・精神的フレイルとの関連も指摘されている．

しかしこれまで「自ら選択した孤立」が健康と関連があるかは十分に明らかではない．社会老年学における離脱理論や社会情動的選択性理論では，社会関係の縮小はポジティブな効果があるとされており，高齢者のすべての孤立がフレイルと関連するかを明らかにして介入が必要な対象を検証する必要がある．

また国外では高齢者の社会的孤立の規定要因は都市部と農村部で異なっている（○○ et al. 2004）と報告されている．国内では住民同士の繋がりが希薄化している都市部における社会的孤立の解明は進んでいるが，中山間地域の社会的孤立の影響は十分解明されたとはいえない．社会的孤立の関連要因や健康決定要因としての孤立を検証し，孤立者への個別支援だけでなく地域社会としての行政施策を検討する必要がある．

社会的孤立への支援方法をみると，国外では特定の集団に対する教育活動や社会活動の施策が孤立や孤独感の軽減に効果的である（○○ 2005）と報告されている．一方国内では個別の活動報告や独居高齢者が対象の介入研究は報告されているが，多様な社会的孤立に対する介入研究は少ない（○○ 2013）．したがって，今後中山間地域の社会的孤立高齢者に関する施策と，フレイル予防やQOL維持の施策を検討する必要性は極めて高い．

（738字/740字）

（8）支出計画 *必須

項　目	予算（万円）	費用明細　※字数上限：各75字	左記費用のうち当財団助成金申込額
人件費	9	訪問調査謝金 900円×1時間×100人＝9万円	9
旅費交通費	10	調査，打ち合わせ，報告時交通費（○○-○○） 往復1万2千円×8回＝9万6千円	10
消耗品費	1	調査用文房具：5千円 データ保存媒体：5千円	1
印刷費	21	返信用封筒代 約5円×3850部＝約2万円 郵送費；返信用（回収率50%） 100円×3850部×0.5＝19万円	21
その他	9	研究参加者への謝礼：500円×140人＝7万円 研究成果発表費：2万円	9
合　計	50		50

※旅費交通費：助成額合計の30%以内　※消耗品費：コンピュータ関連費を含む
※印刷費：郵送費を含む　※その他：会議費・資料購入費など

書き方のポイント

項目について具体的な内容と金額を書きましょう. 自分自身が既に保有している物品は除き, 真に必要なものを書きましょう.

経費は現行価格を調べて物品名, 型番, 単価や数量, 価格を書きましょう.

人件費は人員数, 単価, 時間, 数等を計画に即して書きましょう.

経費はその必要性や妥当性が分かるように具体的に書きましょう. 研究方法と経費の関係が分かるように書きましょう.

MEMO

◆文献◆

1) 桂　敏樹, 星野明子：かんたん看護研究, 改訂第2版, 南江堂, 2020
2) 京都大学大学院医学研究科・医学部及び医学部附属病院 医の倫理委員会
　 http://www.ec.med.kyoto-u.ac.jp/review.html（2024年8月8日検索）
3) 京都大学大学院医学研究科・医学部及び医学部附属病院 医の倫理委員会, 人を対象とする医学系研究の倫理審査
　 にあたり研究計画書に記載すべき事項
　 http://www.ec.med.kyoto-u.ac.jp/documents.html（2024年8月8日検索）
4) 公益財団法人SOMPO福祉財団, ジェロントロジー研究助成
5) 京都大学学術支援室, 科研費申請書の教科書（※学内限定）
6) 日本学術振興会, 科学研究費補助金申請書
　 https://www-shinsei.jsps.go.jp/kaken/index.html（2024年8月8日検索）
7) 京都府立医科大学倫理委員会, 倫理審査申請書

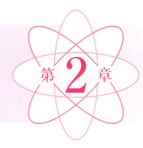

第2章 科学研究費補助金の獲得にトライしよう

　研究に必要な資金を獲得することは，研究の実現に欠かせない要素であり，また，**研究者に求められる重要な能力の1つ**となっています．研究者にとって最も馴染みのある研究費に独立行政法人日本学術振興会（以下，JSPS）の科学研究費補助金（以下，科研費）がありますが，研究費には，科研費等の公的機関の助成費だけでなく，企業や財団の民間機関が助成する研究費などさまざまな獲得ルートが存在します．

　民間機関の研究助成は多種多様なものがあり，毎年定期的に多数の研究助成を提供しているものや，単発的に特定の分野に特化した研究に提供するものなどもあります．このような民間機関の研究助成への応募は公募情報を探す難しさがあるかと思いますが，民間機関を含む研究助成の情報をまとめた多数のサイトがありますので，ぜひ活用してください．たとえば，公益財団法人 助成財団センター（JFC）が運営するホームページ，国立研究開発法人 科学技術振興機構（JST）が運営する「サイエンスポータル」，株式会社ジー・サーチが運営する「コラボリー」などがあります．

　また，最近注目されつつある研究資金の獲得方法にクラウドファンディングがあります．クラウドファンディングは，必ずしも専門知識をもたない非専門家を含む一般の方々から研究資金を集める方法で，オンライン上で少額からの資金を募ることができます．多くの場合，設定した目標金額に到達した際に獲得できるという仕組みをとっています．**クラウドファンディングでは，研究の説明や意義だけでなく，研究者の夢や情熱を多くの方々にアピールできるかが重要**です．学術研究専門のクラウドファンディングにはさまざまなものがありますが，たとえば，国内で有名な学術系クラウドファンディングサービスの1つに「academist」があります．

　最後に，科研費についてです．科研費は，その目的や内容に合わせて，基盤研究，挑戦的研究，若手研究などの複数の研究種目があります（予算規模等が異なります）．科研費の公募開始から交付決定までの主なスケジュールを下図に示します（**図1**）．例年，9月に「研究計画調書作成・記入要領」が公開され，研究計画調書を作成し，科研費電子申請システムを通じて応募する仕組みです．科研費の研究計画調書の作成については，応募戦略等が載っているさまざまな書籍を参考にしていただければと思いますが，記入要領は年度により変更がありますので，必ず最新版をJSPSのサイトにてご確認ください．**科研費の採択率は，30％を下回る狭き門ですが，ぜひ挑戦してみてください．**

　研究費の獲得方法は多様化しています．どの研究費を，どのタイミングで活用していくのか，長期的な視野をもって研究を進めましょう．

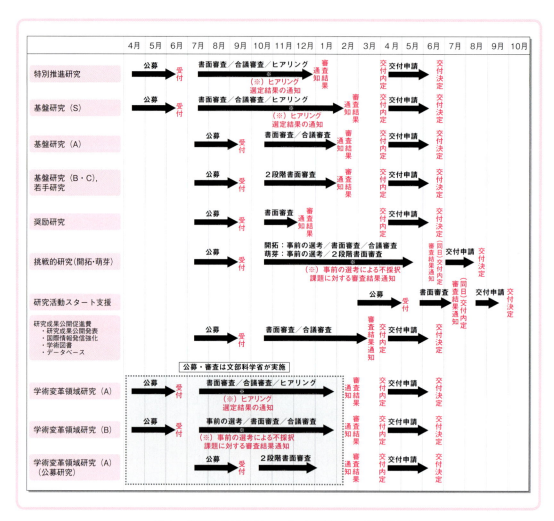

図1　科研費のスケジュール（公募開始〜交付決定）

◆ 文献 ◆

1) 独立行政法人 日本学術振興会（JSPS）．科学研究費助成事業，https://www.jsps.go.jp/j-grantsinaid/（2024年8月8日検索）
2) 公益財団法人 助成財団センター（JFC）．助成財団センターホームページ，https://www.jfc.or.jp（2024年8月8日検索）
3) 国立研究開発法人 科学技術振興機構（JST）．サイエンスポータル，https://scienceportal.jst.go.jp（2024年8月8日検索）
4) 株式会社ジー・サーチ．コラボリー
　　https://colabory.com/grants/（最終確認：2020年8月8日検索）
5) Academist，https://academist-cf.com（最終確認：2020年8月8日検索）
6) 児島将康：科研費獲得の方法とコツ 改訂第8版 実例とポイントでわかる申請書の書き方と応募戦略，羊土社，2022
7) 郡 健二郎：科研費 採択される3要素 第2版：アイデア・業績・見栄え，医学書院，2017
8) 科研費電子申請システム，https://www-shinsei.jsps.go.jp/kaken/index.html（2024年8月8日検索）

第 4 歩

研究計画書に沿って研究を実施しよう

　倫理委員会へ提出した研究計画書に沿って，研究を実施することは重要です．研究計画に記載した手順を勝手に省略したり追加してしまうと，正確な検証ができないだけでなく，倫理的な問題が生じることにも繋がります．一方で，「第1歩」でも示しましたが，研究は，研究計画書の通りに進まない場合も多々あります．研究を進めていく中で，臨機応変に修正・改善していくことが重要で，その際には倫理審査委員会も必要となります．

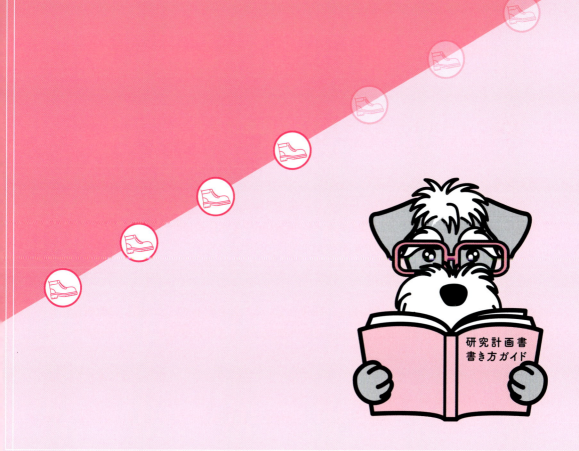

a 円滑に研究を進めるためにあらかじめ対象および フィールド等と調整する

　研究の進捗あるいは実施自体を左右するものとして，ここではあらかじめ対象およびフィールド等にあわせて調整することの重要性について述べます.

　調整とは，たとえば研究施設によって，倫理審査の段階で，研究協力施設からの承諾書の提出を求められたり，フィールドを確保することなどです. それらには困難を伴うことが多々ありますが，熱意や信念をもって社会に貢献しようと思う研究には，誰かが理解を示してくれたり，手を差し伸べてくれるはずですので，**研究の目的・意義・方法などを正確に分かりやすく伝え，フィールドを確保できるように根気強くがんばりましょう.**

　一方，望んでいるフィールドをなかなか確保できない時には，特定のフィールドにこだわりすぎるのではなく，柔軟性をもつことも重要です. たとえば「貧困世帯の子どもの発達の実情を明らかにする」という研究目的で，貧困率の高い地域にある保育所を対象に調査を実施したいと考え施設に依頼した際，そのほとんどで断られてしまったとします. そのような時は，研究目的を「家庭の社会経済状況と子どもの発達との関連を明らかにする」とともに「親の養育態度と子どもの発達との関連を明らかにする」など多角的な環境要因との関連も検証することに修正し，対象をさまざまな社会経済状況の世帯の住む地域の保育所に変更することによって，施設側が知りたいニーズとも合致し承諾が得られたケースもあります. **柔軟性をもって研究対象・フィールドを修正する**ことで，自分のリサーチクエスチョンを少しでも明らかにできる研究に繋げられるかもしれません.

b 対象フィールドが決まったあとも困難はある

　研究計画書を作成し研究を実際に行っていくと，計画通りにできない事態やさまざまな困りごとなどに出くわします. しかし，これらに対処しなければ研究が先に進みません. 実際にどのようなことが起こり，それにどのように対処すればよいのでしょうか.

　たとえば，質問紙調査を行った際，回収率が予想以上に集まらないことがあります. リマインドのハガキの送付や研究協力施設からの再アナウンスなど，当初の計画にない追記の措置を講じることなどもあります.

　研究を進めていく中で，臨機応変に修正・改善していくことも重要で，その際には倫理審査委員会への報告が必要になります. また，計画段階から研究が思うように進まない時のバックアップ方法を計画に入れておく必要もあります. 1つの研究課題の成否のみが研究全体の成否に繋がらないように，挑戦的な内容だけでなく着実に成果を期待できる内容も設定し，**思うように進まない時の代替方法をあらかじめ計画しておく**ことは重要です.

　さらに，調査が無事終了し，分析してみると，慎重に計画に添って行った研究にもかかわらず，

仮説に沿わない結果が出ることもあります（期待していた有意差が出ないなど）．しかし，統計的に有意か否かなどによって，研究を論文化するか（公表するか）を決めることは出版バイアス（publication bias）に繋がります（有意差のある結果のみが公表されていると，偏った情報しか公表されないことにもなります）．**もし仮説に沿わない研究結果が出たとしても，背景要因などを十分に検証したうえで，結果を公表することは重要です．**

C 調査票の回答率を高める実践的な方法

　調査の回答率は，調査の方法（郵送，Web，訪問面接など）や主体（公的な調査か否か，依頼者の信頼度など），対象者（患者，患者の家族，学生など）によって大きく異なります．調査への協力が得られない主な理由として，面倒くさい，調査に気づかない・関心がない，参加するメリットを感じない，などが挙げられます．こうした課題を解決し，回答率を向上させるためには，以下の実践的な方法があります．

1 信頼性の確保

調査の実施元が不明瞭である，個人情報の利用目的が不明確である場合

　一目見て，調査の実施元が不明瞭な調査票があります．そうした信頼性を感じることのできない調査票の場合，対象者は，調査に参加しないリスクがあります．

 信頼できる調査であることを伝えましょう

　より多くの人に安心して回答してもらうためには，信頼できる調査であることを伝えることが必要です．具体的には，調査の実施元（大学や市町村名）の明示，取得したデータを調査の目的以外には使用しないこと，**個人情報の取り扱いの記載**などを分かりやすく記載することが有効です．実施元を明確にし，対象者に調査の目的や意義を十分に伝えることで調査の信頼性は高まります．たとえば，「○○市」のような記載がある封筒が用意できれば，まず開封してくれる確率が上がります（封筒を見た時点で，不審感を抱かせたり，自身には不要な調査であると感じれば，そもそも質問票を見てもらえないかもしれません）．回答者に不信を抱かせないことで途中離脱を防ぎ，回答率の向上が期待できます．また，もし周知できる関係者が対象者であれば，調査の旨を事前に知らせておくことも，さらに回答率を上げる手段の1つです．上記のようなアプローチで調査票を渡されれば，調査を身近に感じて，センシティブな情報についての質問でも回答してもらいやすくなります．

2 調査票の設計の改善

対象者が回答に難儀する場合

　質問内容が不適切，分かりにくい，答えにくい内容である，回答方法が複雑である，などの場合，対象者が調査に回答することを難しく感じ，敬遠するリスクがあります．

☞ 調査票を回答する負担の少ない内容で作成しましょう

　回答方法を簡潔にし，分かりやすく説明することで，回答率を上げることができます．また，調査の冒頭であらかじめ見通しを提示しておくことで，回答者の心理的負担を軽減しやすくなります．たとえば，調査冒頭に記載すべき項目に，**設問数や回答にかかる時間を記載**し，面倒を感じさせない質問数・内容・レイアウトにする工夫が重要です．

3 調査時期や方法の最適化

適切な時期，期間，分量になっていない場合

　興味や関心を引き出せても，期間やタイミングが適切でないと回答率が低くなります．たとえば，回答期限が短すぎる場合，回答しようと思っていたが期間が終わっていたといったリスクもありますし，逆に長すぎる場合も回答の意欲が薄れてしまうリスクがあります．回答者に負担のかかる調査も，回答率が低くなりやすい傾向があります．自由回答形式の質問が多い，回答方法が分かりにくいなど，回答者の負担になりやすい回答形式はできるだけ避けなくてはなりません．回答者の大半は，できるだけ調査の回答に時間や労力をかけたくないと感じています．**回答時間が極力短くなるように工夫したり，なるべく簡便な方法で回答を求めたりすることは，回答率を高めるために必要な配慮です**．質問の項目数が多すぎることも，回答率の低下を招きます．回答に長時間を要することが分かると，最後まで回答するのを断念してしまう人が多くなりやすいからです．

☞ 回答してもらいやすい形式・タイミングにしましょう

　質問項目には優先順位をつけ，重要な質問のみに絞っておく必要があります．また，質問文の文字量はできるだけ抑え，読む際に費やす時間を最小限に留めることが大切です．調査票の形式や方法，タイミングによっても回答率は左右されます．**質問項目を簡潔で分かりやすく，回答者にとって興味深いものにすることが大切です**．回答にかかる時間を短くするために，自由回答を少なくするなど，なるべく答えやすい形にする必要があります．

　調査において回答率を改善できるポイントとして，まず，形式は，調査名・導入文を目立たせる，回答のメリットを強調することです．次に，方法は，対象に合わせて，質問紙調査だけでなくオンラインでの回答も可能（PC・タブレット・スマホなどで回答できる），自由記載でなく選択的な回答など，回答の手間を感じさせない工夫が求められます．設問数と回答にかかる目安時間を記載し，あとどのくらいで終わるのかを示すのも有効策です．特に，設問が多い調査の場合には，紙

の調査よりもWeb調査の方が，入力での回答やボタンの選択などによって答えやすさを提供できます．Web調査の場合，回答者の属性がよく使うWebサイトなどの工夫も必要です（Web調査については後述）．最後に，タイミングは，健康教育やセミナー後すぐなど，記憶が残っている期間で配布したり，回答者が回答しやすい時間帯に配布するなどの配慮が必要です．

4 回答者へのインセンティブの確保

回答者が回答する意義，必要性やメリットを感じられない場合

調査の目的や意義が明確でない場合，対象者は回答する意義を見出せず，または不信感を覚え，あえて回答しないリスクがあります．回答者は調査に答えるために時間と労力を費やします．調査の内容が自分とは関わりがないと感じたり，自分にとってメリットとなる要素がないように感じたりする場合，積極的に協力したいと思わないものです．

☞ **回答者のモチベーションを高める，回答者にインセンティブを与えましょう**

調査の目的や背景，回答したことがどのように役立つかなどを明確に伝えることで，回答者の興味を呼びおこし，重要であると感じてもらいやすくなります．「自分の役に立つ」「社会の役に立つ」という理由で協力してくれる回答者は少なくありません．また，調査に答えることで，謝礼・ポイント付与といったインセンティブが支給されることなど，**回答する必要性やメリットが感じられるかどうかは重要なポイント**といえます．回答者に対して，回答に対する報酬や魅力的なプレゼントを用意することで，興味や関心を引き寄せ，意欲を高められます．必要性もメリットも感じられないとすれば，回答率が下がるのは避けられません．調査の目的や利益を明確にする，不正利用がないことを確約するなどの対応で回答率の向上に繋がります．

5 未回答者への督促

調査には協力しようとしていたが，面倒になり，回答しなかった場合

調査には多少の興味があるが，調査票の回答になかなか手が出ず，他の予定の後回しになり，回答期限を過ぎてしまっていたというケースもよく発生します．

☞ **フォローアップを行いましょう**

一度配布した調査に回答してもらえなかった場合でも，フォローアップを行うことで，回答を促せる可能性があります．たとえば，費用をかけてでも少しでも回答率を上げたいという時は，**未回答者に対し電話やハガキにて督促を行うことがあり，それは効果的な手法であることが立証されています**．

d 質問紙調査のクレーム対応

研究を幾度と実施していると，クレーム（調査への批判や批評）が入ることもあります．ここでは，クレームへの対応のポイントを解説します．

1 調査によって，不満を増長させないように注意する

調査は，実施頻度や手法（アンケートハガキやQRコードなど）は異なるかもしれませんが，いずれも不満に関する回答を素早く共有し，対応しなかったことにより，不満や不信感を増長させないようにしましょう．

2 調査の実施フローに「不満への即応」のアクションを入れる

失敗をおかさないためには，調査の実施フローの中に「不満への即応」のアクションを入れることが重要です．

もちろん，本格的な課題立案や対策実施については，調査結果の集計・分析，課題検討会を経なければ取りかかることは困難です．しかし，アンケートに回答してくれた回答者は，「こういう回答をしたら何かアクションがあるだろうな」と期待します．

したがって，「不満回答をすぐに抽出」し，「なんらかの回答・対応を返す」とともに，活用の第1歩を踏み出すことがとても大切なのです．研究の規模が大きくなると，内容の確認・判断・方針決定などに時間がかかることがあります．「即応」が重要なので，事前に，対応ルートやフローを用意しておくことも効果的です．

3 即応だが組織的な対応が求められる

複数人で研究を行っている場合，不満に即応することは重要ですが，注意しておきたいことは，「クイックレスポンスを重視するあまり，対応を担当者個々の判断に委ねてしまわないこと」です．「不満に対応する＝苦情・クレーム対応」と考えられるので，急いでいたとしても研究組織の方針や判断基準をもとに組織的に対応することが求められます．

4 クレーム対応を対象者とのコミュニケーションツールと位置付ける

クレーム（調査への批判や批評）は，研究対象者との双方向のコミュニケーションツールと位置付けることをお勧めします．クレームへの即応も研究対象者とのコミュニケーションの一環ですし，「クレームをもとに調査方法を改善すること」や「調査後に追加でインタビューを行い，ご意

見・ご要望を深く聞き取る」など，双方向の活用をすると，今後の調査がより有意義なものになり，研究の質の向上効果が高まります．

郵送調査とWeb調査の違い

近年，Web調査の活用が広がっています．郵送調査を実施する場合，質問票と回答用紙を郵送し，回答用紙を返送してもらう必要があります．質問票・回答用紙を印刷し，発送するには時間とコストがかかるのは避けられません．一方，Web調査では質問票の配信や回答の収集がオンラインで完結します．調査を実施する実施者・回答者の双方にとって，労力とコストを抑えられる方法です．Web調査を実施する際にも，回答率を上げるための工夫が求められます．以下に，どうすれば回答率を上げられるのかを示します．

1 配信設定を行う

Web調査の回答率を上げるために，次に揚げるポイントを実践して，Web調査の弱点を補ってください．まず，配信設定を行うことです．回答率を高めるには，当事者として回答してもらえる可能性の高い相手に調査を配信することが大切です．性別・年代といった基本属性などを元に，対象者を絞り込んでおく必要があります．不特定多数の対象者に調査を配信するのではなく，**事前にターゲットの絞り込みを行い，適切な相手に調査が届くよう工夫しましょう**．配信リストを作成したうえで，対象者に対してより確実に調査が届くよう配信設定を行うことが重要です．

2 最後まで回答してもらえるよう工夫する

次に，回答者の負担をできるだけ軽減することです．郵送調査と同様ですが，回答者の負担をできるだけ軽減し，最後まで回答してもらえるよう工夫することも大切です．質問項目を作成する際には，次の点に留意しましょう．回答所要時間は10〜20分程度に収める，自由回答形式の回答はできるだけ減らす，質問文はできるだけ短くシンプルに，選択肢の数を増やしすぎない，どのデバイスからも回答しやすい形式にする，などです．

3 所要時間の目安を記載する

最後に，Web調査の回答率を下げる要因の1つに離脱が挙げられます．その対策には，郵送調査と異なり，設問数と回答の所要時間が分かりづらいので，その目安を記載することが重要です．調査の冒頭に，**全体の設問数と回答の所要時間の目安を記載しておくことをお勧めします**．短時間で回答を終えられると分かっていれば，最後まで回答してくれる人の割合も高くなると考えられる

からです．特にWeb調査の場合，時間帯や場所を問わず手軽に回答できるのがメリットの1つといえます．裏を返せば，回答に時間がかかる可能性が高いと判断した時点で容易に離脱するリスクもあります．残りの設問数や全体から見た場合の進み具合など，調査のゴールを明確に示すことで回答者の後押しに繋がります．調査実施中に回答者のモチベーションが大きく揺れ動くことを踏まえて調査を設計する必要があります．「残り○問」「○%完了」と随時表示されることによって，最後まで回答を完了させる動機付けになるでしょう．

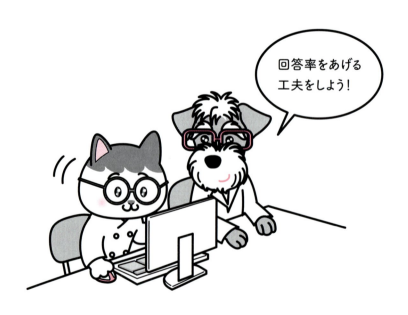

第 5 歩

データを分析し結果を分かりやすく示そう

　研究を実施して，研究山の登頂を終えたら，次は研究によって得られたデータを分析して研究成果を社会に還元するのが下山ルートになります．まず，データを分析すること，そして結果を分かりやすく示す方法の理解から始めましょう．その後は，第6歩で研究成果を社会に還元するために論文として形にして，ジャーナルに掲載するまでをみていきます．

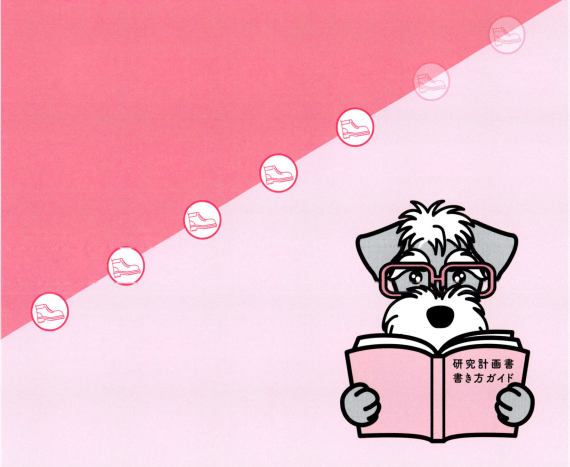

分析方法は研究計画書に示しておこう

　研究計画書に分析方法を具体的に示しておくことは重要です．データの収集は，大きく分けて量的研究（質問紙調査や実験）と質的研究（インタビューやフォーカスグループ）の2つの分析方法があります（2つを組み合わせた混合研究もあります）．研究を行ううえでリサーチクエスチョン（研究の問い）を設定し，それに答えるために，どの方法がふさわしいかを検討します．量的研究は，仮説・理論の検証に適しており，SPSSやSASの統計ソフトなどを用いて，統計的手法による検証を行う分析方法です（例：重回帰分析を用いて，Aを目的変数，Bを説明変数，Cを調整変数として，AとBとの関連を検証する）．また，質的研究は，概念・思考・経験などの検証に適しており，質的なデータ（主に言葉）の要約・分類・解釈を行う分析方法です．

研究結果を分かりやすく示すための方法を考えよう

　分析が終わったら結果の示し方について考えましょう．結果の示し方次第で説得力やメッセージの伝わり方が大きく変わります．量的研究の場合は，主に図か表で示します．図はデータを視覚的に分かりやすく伝え，表は複数のデータを整理して示すことなどに適しています．図表化する際には，その正確性にも気をつけることが大切です．たとえば，単位の示し方次第で過度に効果があったかのように見えてしまったり（対応策：統計的な有意差があったかどうかを分かりやすく明示する．他の図表と単位を揃えるなど），横断研究であるにもかかわらず縦断研究で因果関係を検証したかのように示してしまう（対応策：タイトルに「AとBとの関連」といった分かりやすいテーマをつける．「→」ではなく「－」で示すなど）ことなどがあります．得られた結果から何が分かったのか，「正確」に「分かりやすく」伝えることを心掛けましょう．

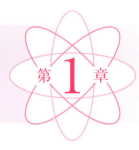

第1章 分析方法の示し方・見える化は，これだ！―多変量解析について

　研究方法を書く場合，データの分析方法を記載する必要があります．データの分析方法として，単変量解析と多変量解析が使われます．

　データの分析について理解を深めるうえで，変数の尺度の理解が大切です．尺度は，統計的解析方法の選択と関連するので，尺度に関する理解を確認しておきましょう．

　保健看護等の分野では統計的解析方法として多変量解析が使われます．保健看護が扱うデータは多種多様であるうえに，複雑な関係のある多くの要因間の関連について分析する必要が生じることがあります．そこで，ここでは研究方法に記載する分析方法の1つとして多変量解析について補足し説明します．

1 多変量解析とはどのようなものか

　多変量解析とは，調査や問診，測定などで得られたデータを統計的に解析する手法の総称です．たとえば，調査票を用いて多くの項目を質問しますと，分析に使いたい変数の数が多くなります．多くの変数を使って一度に分析したい場合，多変量解析を利用します．

　しかし，**いきなり多変量解析を行うことは賢明ではありません**．まず1つの変量（変数）の解析を実施し，次に2つの変量（変数）の解析へと順次進み，データ構造を理解したうえで多変量解析に進む手順が一般的なものです．ビッグデータ解析でも単純な段階から始めて，次第に複雑な構造の解明へと進むことが原則です．

　この方法の実際は，結果を統計的数値だけではなく図的な表示やグラフィカルな表現を同時に示すことでデータを見える化し，データに対する理解を促すために，この方法を使うこともあります．**多変量解析には，要約統計量を計算して評価や解釈を深める方法と，図的表現によって見える化して探索や発見を深める方法の2つがあります**．

2 多変量解析で何ができるのか

　多変量解析は，複数の変数間の相互関連を分析する方法を用いて結果を予測する手法や，シンプルな指標に要約する手法など，さまざまなものがあります．
　では，多変量解析でどのようなことができるのでしょう．たとえば，次のようなことが可能です．
　①身体機能の測定や問診のデータから，要介護状態になるリスクを知りたい
　②調査票を用いた調査結果から，看護ケアに対する患者の満足度を知りたい
　③調査票を用いた調査結果から，医療職（看護師など）のイメージを知りたい

3 多変量解析の目的と手法は何か

　多変量解析の目的は予測と要約に分けられます．
　予測は，目的変数（たとえば結果）について，多くの説明変数（たとえば原因）を使って良好に予測できるモデルを作ることです．結果の予測に寄与する変数（原因）を探索し，原因が結果に寄与する度合いの大小から重要な予測変数を明らかにすることで，治療，予防，看護に活かすことができます．
　要約は，単純化によって理解を容易にすることです．人を対象とした研究では，調査項目（変数）が多くなることで，全体像や構造を把握できないことがあります．要約することで全体をうまく理解することができます．
　多変量解析は，既に述べたように特定の解析方法を指すものではなく，手法の総称です．あなた自身が「扱うデータ」と「目的」から判断して，多変量解析のうち，どの分析手法を使うのがよいかを決める必要があります．**多変量解析を用いる際には，場面に応じた適切な分析手法を選ぶことが重要です**．まず調査の目的を明確にし，適切な分析手法を選びます．
　それでは，多変量解析の分析手法はどのようなものがあるか，種類をみてみましょう．文献検索でみつけた，多くの論文を読んでみると実際の使用例が分かり，場面に適した分析方法の選び方や使い方を理解することができます．

a. データを予測する場合

データを予測する場合には，次の手法を使います（**表1**）．

表1 予測する場合に用いられる多変量解析の各種分析方法

分析方法	具体的な使用例
判別分析	ヒラメとカレイはどのような基準で分けられているのかを分析する
パス解析	多量飲酒に繋がる要素をパスで結んだパス図を用いて，因果関係等を分析する
コンジョイント分析	各種医療従事者はどの属性によって評価されているのかを分析する
回帰分析	患者アンケートによって看護師の評価を別の項目の評価から予測する
重回帰分析	患者アンケートによって病院の総合評価を個別の項目評価から予測する
ロジスティック回帰分析	1日の喫煙本数と1ヵ月の飲酒量からがんの発症リスクを予測する

b. データを要約する場合

データを要約する場合には，次のような手法があります（**表2**）．

表2 要約する場合に用いられる多変量解析の各種分析方法

分析方法	具体的な使用例
主成分分析	看護師イメージ調査で多数の調査項目から複数のイメージに要約する
因子分析	主成分分析と同様
コレスポンデンス分析	看護師と保健師のイメージを図で視覚的に分析表示する
多次元尺度構成法	コレスポンデンス分析と同様
クラスター分析	看護師の特性分類を活用して勤務病棟の選好度を分析する

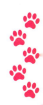

交絡因子について

　この機会に，交絡因子について理解しておきましょう．

　ある危険因子の曝露と転帰結果の関連を考える際に，その危険因子に付随しながら表には現れていない別の危険因子があります．その別の危険因子が直接転帰結果に影響を与えている場合，その別の危険因子を交絡因子といいます（**図1**）．

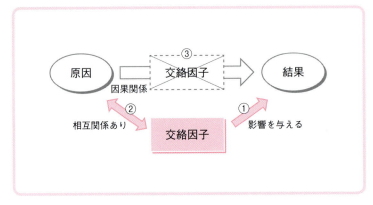

図1　交絡因子

交絡因子には3つの条件がある
①結果に影響を与える
②原因と関連がある
③原因と結果の因果関係の中間にある因子ではない

　図1のように原因（曝露）と結果（転帰）に関わる因子を交絡因子（confounderまたはconfounding factor）といいます．しかし，これは曝露と転帰の因果関係の過程で生じるものではありません．対象の選択や判定上で問題となるバイアスとも異なります．観察的研究では，この交絡が起こる可能性が常に存在します．

　これを避けるためには研究デザインと結果の分析に工夫が必要となります．研究デザインによって交絡をコントロールする方法には，限定，マッチング，無作為化があります．一方，データ分析において交絡をコントロールする方法には，層化と多変量解析があります．**多変量解析は，分析における交絡をコントロールする方法**といえます．

◆文献◆
1) 荒瀬康司：論文投稿に際しての統計学的記述の留意点．日本人間ドック学会33：557-570, 2018
2) ベネッセ，多変量解析とは
　　https://udemy.benesse.co.jp/ai/multivariate-analysis.html（2024年8月8日検索）

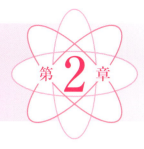

第2章 分析結果の示し方・見える化は，これだ！

　データを分析した後，結果をどのように示すかも大切なことです．

　皆さんは，「リテラシー」という用語を聞いたことがありますね．リテラシーとは，情報を収集し，正しく識別し活用する能力のことです．統計について当てはめると，統計が信頼できる手順で行われたかを見極めることが含まれます．皆さんが将来論文を投稿する場合，研究に用いた統計手法が審査されます．

　統計手法についてリテラシーからみると，**統計の範囲，統計の時点，項目の定義，統計手法，研究デザインの5つが大切です**．論文を書く場合，これらを方法のところで的確に記載しなければなりません．

　それでは，これらについてみてみましょう．

1 分析結果の示し方に必要な5つのポイント

1 範　囲

　ここでいう範囲とは，研究対象の選び方です．研究で取り扱った対象の基準を明らかにし，同時に除外基準も必要に応じて書かなければなりません（倫理審査申請書参照）．対象を分かりやすく示すために，アルゴリズムを作成して対象を示す方法もあります．対象の選び方を明確にしないと，査読で指摘されることになります．

　ランダム化比較試験（RCT）ではランダム化の手法（登録方法，割り付け方法，例数設定の根拠）を記載しておきましょう．

「範囲」では，以下をチェックしましょう
- ☐ 対象は誰かを書いているか
- ☐ 対象の選択基準，除外基準は何かを書いているか

---

2 時　点

　時点とは，どこで（施設，地域など），いつからいつまで（観察した時期，期間など）のデータをどのように集計したかです．これらを具体的に書かなければなりません．

「時点」では，以下をチェックしましょう

☐　データは誰が，どこで，いつ，どのように集計されたかを書いているか

------

3 定　義

　定義とは，厳格な内容，意味を指し，それらを正確に書く必要があります．たとえば，対象は65歳以上の高齢者か，特定の検査値（血圧値）の基準値から逸脱した者（高血圧者）か，などを明確に定義し記載します．また評価を行う場合，何（たとえば，どのような指標）で評価を行うかなどを定義して明確に示さなければなりません．

「定義」では，以下をチェックしましょう

☐　項目の内容とその意味を正確に書いているか

------

4 手　順

　手順とは，使用したすべての統計手法や有意水準です．また統計ソフト名，バージョンは，「統計解析」に書きます．

「手順」では，以下をチェックしましょう

☐　研究で使用したすべての統計手法を書いているか

------

5 研究デザイン

　研究デザインは，介入研究と観察研究に分かれます．前者にはランダム化比較試験と非ランダム化比較試験があります．後者には分析的研究と記述的研究があります．

結果と要因の調査・測定のタイミングで，研究デザインは横断研究と縦断研究に分かれます．縦断研究には，ケースコントロール研究とコホート研究があり，後者には前向きと後ろ向きの2つがあります．

なお，研究デザインには，さまざまなバイアス（選択バイアス，思い出しバイアスなど）が伴います．論文を作成する際，バイアスは考察の「研究の限界」で言及します．

「研究デザイン」では，以下をチェックしましょう
☐ 研究デザインを書いているか

学会発表の抄録や投稿論文に結果は付きものです．これらの項目に不備があると，査読の段階で指摘を受けます．

2 分析結果を示す図表の作り方

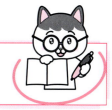

研究成果を論文などで公表する場合，効果的に図表を使うことが必要になります．

図表やグラフなどを効果的に使うと，学会発表におけるスライド，ポスターや投稿論文の質が高まります．論文の審査を行う査読者などは図表やグラフから結果の全体像を把握することがあります．皆さんも論文を結果から見ることはありませんか．**結果をビジュアルに示す方法を用いると，結果の関連性，パターン，傾向などを視覚に訴えて，簡潔にかつ明確に見せることができます．**図表を用いて見える化することで本文が短くなり，読者が研究結果を理解しやすくなります．良い図表とは情報を効果的，効率的に示したものです．悪い図表は返って論文の良さを損なうこともあります．大切なのは，読者の理解の手助けとなる図表を作ることです．

1 図表を使うために心がけて準備するポイント

論文を執筆する前の段階で，上手な図表を作成するための計画を立てることが大切です．
準備には以下に留意しましょう．

① まず，投稿したい学会誌を決め，投稿規定を確認して，図表について制限やガイドラインがないかを調べる
② 次に，研究結果について最も重要な内容を上手に伝える手段として，図表か，文章か，どちらがよいかを考えて決める

③図表に決めたならば，研究結果のうち何を見せたいか，何に気をつけて見てもらいたいかを考えて，意図や目的に合う手段を選ぶ

④最後に，図表が投稿規定や上手な書き方に沿っているかと，必要な内容や項目を落とさずに作成できているかを確認する

表にするか，図にするか迷った時には以下を参考にしてください（**表1**）．

表1　データ表示における，表と図の利点

表利用の利点	図利用の利点
□ 一般的パターンよりも精緻なデータの数値を重視する	□ 精緻なデータの数値よりも一般的なパターンを重視する
□ 多くの精緻な数値や他の種類の数値を少ないスペースで示すことができる	□ 傾向，パターン，データ間の関連を示すことができる
□ 項目間でデータの値や特性，あるいは複数の同じ特性や変数の項目を比較，対比することができる	□ 結果を視覚的にまとめて示すことができる（例：グラフ，散布図，地図等）
□ ある特性の有無を示すことができる	□ 一連の出来事，手順，フローチャート，地理的特徴，物理的特性を視聴覚的に示すことができる

文献1）を参考に作成

2 最適な図表を作成するための一般的なポイント

最適な図表を作成するための一般的なポイントを以下に示します．

①査読者等は，全文を読む前に図表に目を向けることがあります．図表の表題，項目，数値，脚注などに漏れがないかを確認する

②図表に用いた項目，数値，脚注などが本文と一致していることと，図表としての体裁が整っているかを確かめる

③明確なタイトルをつける

④図表は，列の見出しや軸，ラベル等も分かりやすい表記や名称をつける

⑤図表の数，数字のスタイル，タイトル，画像の解像度，ファイル形式等は，投稿規定の指示に準ずる

3 最適な図を作成するためのポイント

最適な図を作成するためのポイントを以下に示します．

①図は，各部が見やすいものにする

②凡例は，重要な内容に注意を喚起するためや略語や記号を説明するために使う

③図などのすべての軸，曲線などにラベルをつける

④数の記載部には，すべて単位を明記する
⑤画像，地図，概略図は凡例やスケールバーをつける

1）分析結果をよく示す図の好例

ここで，分析結果をよく示す図の好例を紹介します（**図1**）．

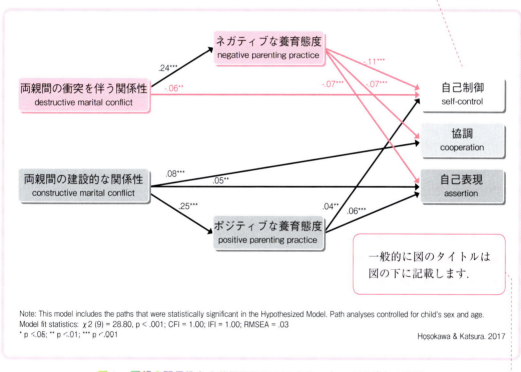

図1　両親の関係性および養育態度と社会的スキルの発達との関連

出典（一部改変）
[Hosokawa R, Katsura T: Marital relationship, parenting practices, and social skills development in preschool children. Child and Adolescent Psychiatry and Mental Health 11(1): 2, 2017]

図の解説
両親の関係性および養育態度と社会的スキルの発達との関連を明らかにするためパス解析を用いて，Predictorsを両親の関係性（destructive/constructive marital conflict），Mediatorsを養育態度（negative/positive parenting practice），Criterion variablesを社会的スキル（self-control, cooperation, assertion）とし，分析した．その結果，両親の関係性は，養育態度を介して，または，直接的に，児の社会的スキルの発達に関連を示した．

何を伝えたいのかを明確にし，できるだけシンプルな図表を用いることがポイントで，表よりもグラフの方が理解を得やすいことが多いようです．オッズ比やハザード比などの結果の際は，〇倍など具体的な関連の大きさの分かる数値を示すとイメージが湧きやすく，簡潔な説明文をつけると効果的です．また，対象数（N），統計的に有意な記し（*）などもつけておくと，より分かりやすいです．以下にスライドの例を示します（**図2**）．

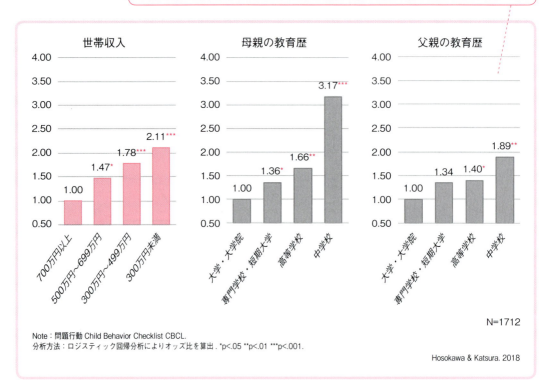

図2 幼児期の家庭の社会経済状況は，就学後（1年後）の児の問題行動に影響を及ぼす
―300万円未満の家庭の児は，年収700万円以上の家庭の児に比べて，問題行動が2倍起こりやすくなる―

出典（一部改変）
[Hosokawa R, Katsura T: Effect of socioeconomic status on behavioral problems from preschool to early elementary school – A japanese longitudinal study. PloS One 13(5): e0197961, 2018]

図の解説
幼児期の家庭の社会経済状況と学童期の児の問題行動との関連を明らかにするためロジスティック回帰分析を用いて，説明変数を家庭の社会経済状況（世帯収入，母親の教育歴，父親の教育歴），目的変数を問題行動として分析した．その結果，家庭の社会経済状況が学童期の児の問題行動に影響していることを示した．

2）作成した図のチェックポイント

図について以下をチェックしましょう
- ☐ タイトルは，グラフなどが何を伝えているかを示しているか
- ☐ 軸は，ラベル，名前，単位が分かりやすいか
- ☐ グラフは，各要素が何を示しているかが明確か
- ☐ 凡例は，重要ポイントへ読者の注意を向けているか
- ☐ 注釈は，情報源を示しているか

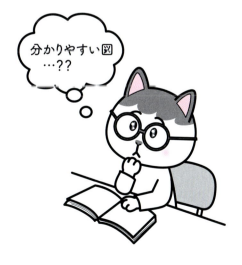

4 最適な表を作成するためのポイント

最適な表を作成するためのポイントを以下に示します

①結果が表と同じ内容を繰り返していないか，表題が似ていて区別がつきにくくないか確認する

②表記を考え直し，不要な表を削除し，まとめる

③表は，明確で適切なカテゴリ（性別，単変量解析・多変量解析別）に分けて示す

④表が長くなったり複雑になったりする場合は，表を付表や補足資料の一部にする

⑤レイアウトは，行や列，罫線の間隔を十分に確保し，煩雑さや見にくさがないように工夫する

1）分析結果をよく示す表の好例

ここでは分析結果をよく示す表の好例を紹介します（**表2**）．

一般的に表のタイトルは表の上に記載します．

重回帰分析の結果を表に示す際の代表的な記載例．
B：偏回帰係数，SE：標準誤差，β：標準偏回帰係数，p：有意確率，
Adjusted R^2：調整済決定係数を記載します．
個々のスキルを別表に分けるのではなく，読者が分かりやすいように一表にまとめます．

表2　スポーツ活動・文化芸術活動の種別と社会的スキルとの関連

| | 社会的スキル | | | | | | | | | | | |
| | 自己表現 | | | | 自己制御 | | | | 協調 | | | |
	B	(SE)	β	p	B	(SE)	β	p	B	(SE)	β	p
運動系活動	.767	(.200)	.106	***	.666	(.236)	.073	***	1.335	(.305)	.115	***
音楽系活動	.768	(.327)	.064	***	–	–	–		–	–	–	
幼児教育/勉学系活動	.794	(.300)	.071	***	.891	(.354)	.064	***	1.383	(.459)	.077	***
Adjusted R^2	.118				.144				.132			

Note：性別，年齢，家族形態，父親の有無，きょうだいの有無，所属施設，経済的余裕で調整済み，B：偏回帰係数，SE：標準誤差，β：標準偏回帰係数．

* p<.05，** p<.01，*** p<.001

出典（一部改変）
［細川陸也，桂敏樹ほか：就学前のスポーツ活動・文化芸術活動と社会的スキルの発達との関連．小児保健研究75（1）：54-62, 2016］

表の解説
就学前のスポーツ活動・文化芸術活動の経験と社会的スキルの発達との関連を明らかにするため，目的変数に児の社会的スキル，説明変数にスポーツ活動・文化芸術活動の種別を投入し，重回帰分析を実施した．その結果，運動系活動の経験は自己表現・自己制御・協調，音楽系活動の経験は自己表現，幼児教育/勉学系活動の経験は自己表現・自己制御・協調のスコアが高くなる傾向を示した．

2) 作成した表のチェックポイント

表について以下をチェックしましょう.

- [ ] タイトルは, 何についての表なのかを明確に示しているか
- [ ] 列の見出しは, データの性質を明確に示しているか
- [ ] データは, 分かりやすく分類されているか (数・%, 平均値±標準偏差など)
- [ ] 表だけですべてが理解できるように独立しているか
- [ ] 記号と注釈で追加情報を示し理解を助けているか
- [ ] 列と行は十分な間隔があり, フォントも読みやすいか
- [ ] レイアウトは, 見やすい罫線を使用しているか

◆文献◆
1) 荒瀬康司:論文投稿に際しての統計学的記述の留意点. 日本人間ドック学会33:557-570, 2018
2) ベネッセホームページ:多変量解析とは
   https://udemy.benesse.co.jp/ai/multivariate-analysis.html (2024年8月8日検索)
3) 桂 敏樹, 星野明子:かんたん看護研究, 改訂第2版, 南江堂, 2020

第 6 歩

研究成果を公表しよう

　研究山を下山し，最初に出発した登山口に近づいてきました．あと少しです．もうひとがんばりしましょう．

　データの分析を終えたら学会で何を発表するかを決めましょう．研究は，多くの協力があって実現できるものです．修士論文を仕上げて修士課程を修了し学位を得ることだけで自己満足せず，研究成果を公表して，成果を社会に還元しなければ研究者とはいえません．研究対象に感謝の意を込めて，できるだけ興味をもってもらうかたちにし，新たな知見を学会で発表し，さらに論文をジャーナルに掲載しましょう．

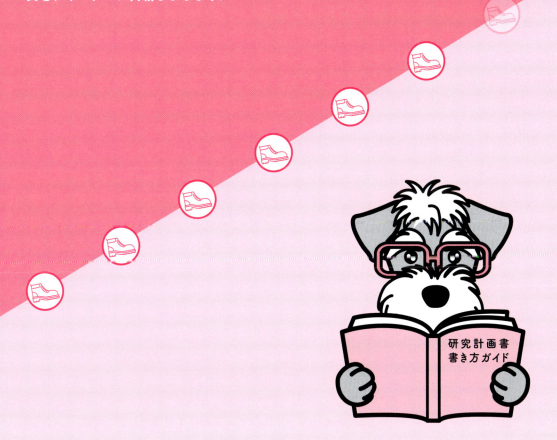

第6歩　研究成果を公表しよう

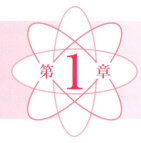

第1章　学会で発表しよう

1　学会発表までの手順を理解して準備しよう

　学会発表の方法は大きく分けて2つあり，Power Pointなどのスライドショーにして発表する口頭発表（Oral Presentation）と，ポスターにまとめて発表するポスター発表（Poster Presentation）です．学会発表に参加することは，自分の研究成果を多くの方々に知ってもらえるだけでなく，研究者間の意見交換や交流，他の研究者の発表内容を聞くことによる刺激などさまざまなメリットがあります．

a　専門の学会で発表するまでの手順

　学会発表を行うまでの主な流れを説明します．学会に参加するためには，参加登録（学会に参加するための氏名・所属などの登録），演題登録（発表するための演題名・抄録などの登録）が必要です．抄録とは，研究内容の概要のことで，実際の日本小児保健協会学術集会発表の抄録（一部改変）を事例（p.128）に示します．抄録は，学会ごとに文字数が設けられており，800～1,000字程度が多いようで，詳しくは各学会のホームページなどで確認してください．
　また，抄録または当日資料に，倫理審査・利益相反［conflict of interest（COI）：公的利益だけでなく産学連携等により私的利益が生じている状態］の記載の必要がある学会が増えてきていますので，記入要領を確認し記載してください．
　演題登録後には，後日，学会事務局からメール等で採択通知が送られ，正式に学会での発表が確定します（倫理審査・COIの記載事項の漏れなどがある場合には，修正を求められることがあります）．

b　学会発表するための準備

　発表内容は，研究の背景，目的，方法，結果，考察，結論などの順で行います．口頭発表の資料は，通常，Power Pointで作成することが多く，**1スライド30秒～1分間の目安で作成**します．あ

くまで口頭発表であるということを意識し，文字数は必要最低限とし，表・グラフなど視覚的な媒体を主体とします（ただし，何を示しているのか一目で分かるようにタイトルや簡潔な説明は必要です）．重要なのは，聴衆が初見でそのスライドを理解できるかという点です．

先述した通り，聴衆は1スライド30秒〜1分間しか見ることができません．そのスライドで何を伝えたいのかを明確にし，背景，目的，方法，結果，考察，結論の流れの中に一貫性がある資料を作成してください．一度作成し終えたら，可能であれば初見の他者に発表を聞いてもらうと良い助言をもらえると思います．また，予想される質問に備えた回答準備を進めておくことも重要です．

学会発表当日の実際のスライド資料（一部改変）を事例（p.130）として示しますので，参考にしてください．

2 当日の流れを把握しよう

当日の発表内容ですが，発表5〜10分，質疑応答3〜5分という時間配分が多いようです．発表時間は厳密に守る必要があり，終了1分前や終了時刻に合図をしてくれます．各セッションには発表を取り仕切る座長がおり，司会進行，討論を促す役割があります．1つの発表は，座長等からの発表者・タイトルの紹介，発表者による研究発表，質疑応答の流れで行われます．質疑応答は，「ご質問ありがとうございます（Thank you for your question）」とお礼を言った後，質問に落ち着いて答え，もし質問の意図が分からなければ，「いただいた質問ですが，○○という理解でよろしいでしょうか」などの確認をして答えましょう．質問をしていただくことで，今後の研究の新たなきっかけや論文化の際の考察を深めることなどに繋がるかもしれません．

3 抄録・口演スライド・ポスターの書き方は，これだ！

次ページに，学会発表の抄録を示します．抄録には何を書かなければならないか確認してください．書かないといけない項目は，**研究の演題名，背景・目的，方法，結果，考察・結論**などです．抄録の書き方は，学会があらかじめ通知しますので，それに従って記載しましょう．そして学会で発表する方法には，スライドを用いた口頭発表（p.130）とポスターを用いた示説発表（p.136）があります．それぞれみていきましょう．

a 抄録の書き方ガイド

演題名：就学児の携帯情報端末の使用と問題行動との関連

抄録

【背景・目的】

近年，スマートフォン・タブレットなど携帯情報端末の就学児への普及に伴い，情報端末の過度な使用が児の正常な発達を阻害することが懸念されている．そこで，本研究は，就学児の携帯情報端末の使用と問題行動との関連を明らかにすることを目的とした．

【方法】

2015年10〜12月，愛知県内の小学1年生（6〜7歳児）を対象とし，その養育者へ自記式質問紙調査を実施した．主な調査項目は，携帯情報端末の使用状況，児の問題行動〔SDQ：Strength and Difficulty Questionnaire〕などであった．

【結果】

有効回答の得られた児1,642名を分析対象とした．対象属性は，男児801名（48.8%）・女児841名（51.2%）であった．スマートフォン・タブレット等の携帯情報端末を平均1時間以上の習慣的に使用している児〔使用群〕は230名（14.0%）であり，使用目的は，ゲーム，動画視聴などが多かった．

携帯情報端末の使用と問題行動との関連を検証するため，独立変数を情報端末の日常的な使用の有無，目的変数を問題行動の有無（行為，多動，情緒，仲間関係）とし，ロジスティック回帰分析（傾向スコアによる逆数重み法）を実施した．その結果，携帯情報端末を習慣的に使用している児〔使用群〕は習慣的に使用していない児〔非使用群〕に比べ，外在化問題，内在化問題の問題行動の割合が有意に高かった．

【考察・結論】

本結果より，就学児のスマートフォン・タブレットの携帯情報端末の日常的な使用は児の問題行動に繋がる可能性が示唆された．情報端末の過度な使用は，社会性を育む重要な時期のコミュニケーションの機会を奪い，他者の感情を理解し自己の考えを表出するといった機会を減少させているかもしれない．情報端末は教育等への肯定的な効果も期待される一方，使用目的や使用方法など発達を阻害しない適切な利用法の検証が必要であると考える．

（細川陸也，桂敏樹：就学児の携帯情報端末の使用と問題行動との関連．日本小児保健協会学術集会（若手奨励賞 受賞），2017より引用）

第1章　学会で発表しよう　　129

書き方のポイント

抄録は，主に，背景・目的，方法，結果，考察・結論から構成されます．

研究に至った背景（これまでに何が明らかにされて，何が明らかになっていないのか）を記載し，背景を踏まえて，研究の目的（本研究により具体的に何を明らかにしたいのか：研究テーマ）を記載しましょう．

研究デザイン，対象，データの収集方法など，目的を達成するための手順を記載しましょう．

客観的な数値を踏まえた分析結果を記載しましょう（考察を混在せず，研究で明らかになった事実のみを記載）．

本研究で明らかになった新たな知見を簡潔にまとめ，結果から導かれた結論を記載しましょう（研究の意義，今後の方向性などを示すとなおよいです）．

MEMO

第6歩　研究成果を公表しよう

b 口演スライドの書き方ガイド

書き方のポイント

タイトルは，研究内容を簡潔に分かりやすく記載します．学会によっては研究デザインもタイトルに記載するように求めてくる場合があり，その際はタイトルの最後に「〜：横断研究」「〜：縦断研究」「〜：介入研究」「〜：RCT（ランダム化比較試験）」などと記載します．スライドの枚数は学会の投稿規定に従いましょう．

健康課題と捉えている現状を記載します．

第1章　学会で発表しよう　　131

第6歩　研究成果を公表しよう

スライド：背景2 / 本研究の目的

背景2

- しかし，先行研究の多くは，PCと子どもの発達との関連を明らかにしているが，モバイル機器と発達との関連は十分に明らかにしていない
- モバイル機器は，デスクトップPCに置き換わり，さらに子どもとメディア機器との距離を縮め，用途も多様化してきている
  → モバイル機器は，PCとは異なった影響を子どもに及ぼしているかもしれない
- 幼児期から学童期への過渡期である小学1年時は，社会適応に関連する社会的能力を獲得するための重要な時期である

本研究の目的

- 小学1年児のモバイル機器の使用状況が問題行動にどのように関連するかを明らかにする

書き方のポイント

上記の健康課題で，何が明らかになっており，何が分かっていないのかを記載します．
その後，分かっていないもののどこを明らかにする研究なのかを記載します（研究目的）．

スライド：対象・方法

対象・方法

◆ 対象：愛知県内の小学1年生（6〜7歳児）とその養育者
　除外基準：発達障害・知的障害の既往またはその疑いのある児

◆ 方法：養育者に対する自記式質問紙調査

主な調査項目

❖ 基本属性：性別，家族構成，きょうだいの有無，家庭の世帯収入，父母の教育歴
❖ モバイル機器の使用状況：使用時間，使用機器，使用目的
❖ 問題行動：SDQ [Strengths and Difficulties Questionnaire]，
　行為問題，多動・不注意，情緒的症状，仲間関係の問題

書き方のポイント

対象は，適格基準・除外基準を明記します．
調査の方法は，自記式質問紙調査（対面，電話，訪問等）やインタビュー調査などの研究方法を記載します．また，主な調査項目を記載します．

スライド：分析方法

分析方法

分析方法
❖ ロジスティック回帰分析 - 傾向スコアによる逆数重み法.

目的変数
❖ 問題行動：SDQ
　❶行為問題，❷多動・不注意，❸情緒的症状，❹仲間関係の問題

説明変数
❖ モバイル機器の習慣的使用の有無 [1日平均60分以上 / 60分未満]

傾向スコア
❖ 傾向スコア：性別，家族構成，きょうだいの有無，家庭の世帯収入，父母の教育歴

書き方のポイント

分析方法は，ロジスティック回帰分析や重回帰分析など，使用した分析方法を具体的に明記します．また，どの項目が，目的変数，説明変数，調整変数なのかを記載します．

第6歩　研究成果を公表しよう

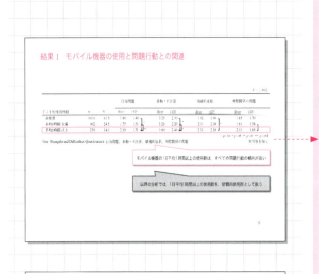

書き方のポイント

まず，各属性の記述統計量（平均，標準偏差，中央値，四分位点，最大値，最小値など）を明記し，その後，メインの分析を記述することが多いです．表はできるだけ簡潔に示し，多くなってしまった時は，その数値の色を変えたり，太字にしましょう．左のスライドのように枠で囲うなどして強調し，簡潔な説明文を入れてもよいです．当然ですが，結果の中には結果のみを記載します．考察を交えて記載する人もいますが，結果と考察が混同し，本研究でどこまでのことが明らかになったのか分かりづらいため，考察は考察の箇所に記載します．

対象の基本属性（性，年齢，家族構成，学歴，収入など）について単純集計やクロス集計を記載します．

調査項目の単純集計やクロス集計を記載します．

書き方のポイント

結果4 モバイル機器の使用と問題行動との関連

考察1

◆ 頻繁なモバイル機器の使用は、子どもの社会的孤立を高め、社会的能力を得るための他者と交流する機会を妨げている可能性がある

- 発達初期の仲間との交流・社会的関係の構築は、子どもの社会的能力の発達に影響を与える [Dworetzky, J. 1996, Goralnick, M. J. 1999, Coie JD. 1988]
- 小児期の社会的能力の獲得は、将来の社会適応を予測する [Eisenberg N. 1998, McClelland MM. 2003, Campbell S. 1994]
  → 過度なモバイル機器の使用は、PCと同様に、将来の社会適応に関連するような社会的能力の発達に負の影響を与えている可能性がある
- ただし、中等度のPCの使用は発達に影響せず [Phillips, C.A. 1995]、むしろ適度な使用は仲間関係を促進するという報告もある [Colwell, J. 1995]
  → 適度な使用時間の検討は今後も必要

考察2

◆ モバイル機器を通じた、暴力を含むコンピュータゲームやビデオの内容は、発達に負の影響を及ぼしている可能性がある

- TV番組や映画などのメディアの暴力にさらされると、侵略や敵意の感情が増す [Zillmann D. 1997, Ybarra ML. 2008]
- 暴力的なゲームをすると攻撃性や敵意が増し、社会的な行動が減少する [Anderson CA. 2002, Bushman BJ. 2009]
- 教育用ソフトウェアには、協力・共有などの社会的行動を促すゲームが含まれるが、競争と攻撃を伴うゲームが多い、ゲームの半分以上が暴力を含んでいる [Anderson CA. 2007, Dietz TL. 1998]
  → したがって、モバイル機器を通じた、暴力を含むコンテンツにさらされることは、社会的な発達に負の影響を及ぼしている可能性がある

考察は，当然ですが，本研究の結果のみに集中して簡潔に考察します（仮説と比較しながら，なぜその項目の有意差があったのか，有意差がなかったのかなどを検証します）．たとえば，本研究では，質問紙調査の中で，保健師の役割は聞いていないので，考察に「保健師は子どものモバイル機器の使用時間を制限するように，親に働きかける必要がある」などと記載してはいけません．

第6歩 研究成果を公表しよう

結論

- 子どものスマートフォン・タブレットを含むモバイル機器の頻繁な使用は，
  問題行動のリスクを高める可能性がある

→ 子どもの生活の中でのモバイル機器のポジティブな効果を最大限にし，
  負の影響を最小限に抑えるために，潜在的な負の影響を認識する必要がある

ご清聴頂きまして，ありがとうございました。

書き方のポイント

もし上記のような，本結果を踏まえてどのような対策を講じていけばよいか，といった自分の意見を述べたい時は，まとめの箇所に記載することが望ましいでしょう．

最終のスライドには，「ご清聴頂きまして，ありがとうございました」や謝辞を入れることが多いです．

口演スライドを作成する際の留意点

口演にてスライド発表する際は，以下の点に留意してスライドを作成しましょう．

①見やすいスライドを作る際には，「統一感」が大切
②フォントの種類を統一する，フォントサイズの使用は2，3種類程度に抑える（例：タイトル＝38ポイント，文章＝20ポイント）
③色使いはシンプルにする（例：ベースカラーはブルー系，強調したい箇所をアクセントカラーとして赤系）などを心がける
④1スライド30秒～1分間の目安で作成するため，言葉は長文で書かず簡潔にすること（箇条書きなど），また，図表はどこを見てもらいたいのかを明確にすることなどが大切
⑤文字のサイズは最低でも20ポイント程度とする
⑥原則，伝えたい内容は，1スライドにつき1つの内容に絞る（1スライド・1メッセージ）
⑦最後に，結論・まとめのスライドとすることで，本研究で何が分かり何を伝えたかったのかが明確になる

C ポスター（示説発表）の書き方ガイド

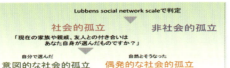
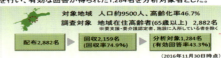

（第77回日本公衆衛生学会総会最優秀ポスター演題賞受賞：2018年）

書き方のポイント

関心を引くタイトルを考えることが大切です．吟味しましょう．

ポスターの色使いや構成は見ばえを良くするために大切なポイントです．

ポスター発表は口頭発表よりも，特定の人と深く議論できる利点があります．
ポスターの内容だけで研究内容を完結することは難しいので，重要なポイントを簡潔に記載し，当日，口頭で補完しましょう．

背景，目的，方法，結果，考察，結論を基本に構成を考えましょう．

図や表を効果的に使い，分かりやすいポスターを作りましょう．

MEMO

ポスターを作成する際の留意点

次に，学会発表の示説で使用するポスター作成における留意すべき点を示します．示説にてポスター発表する際は，以下の点に留意してポスターを作成しましょう．

①ポスターの構成は，背景・問題提起，対象・方法，結果，考察，結論が一般的
②ポスターの大きさ（縦×横）を確認し，アウトラインを決めて，情報を整理する
③詳細な文章は不要で，箇条書き，体言止めを適宜活用し，文字数を減らす
④会場での発表において口頭で話せば補足できる内容は省く
⑤発表時の理路整然とした説明と内容はポスターの見た目の整然さに表れる
⑥余白を設け，タイトルや見出しについて飾りに凝らない
⑦美的センス（凝った装飾）よりも情報を論理的に整理して，そのまま並べる
⑧口頭の説明では一方的に話さず，相手の目線や理解のスピードを意識する
⑨発表において最後に大事なのは，熱意を示すこと

d. 学会発表を終えたら，その次は

　学会発表を終えたら，その次は，さらにより多くの人々に研究の結果を周知できるよう，論文投稿を行っていきましょう．学会では上記の通り，さまざまな意見をもらえると思いますので，追加の分析を行ったり考察を深めたりして，論文作成に活かしましょう．

　また，**学会発表の前後を問わず，研究結果の報告を，研究参加者や研究協力施設の方々にお伝えすることは非常に重要です**．やりっ放しの研究にならないように（研究の性質により報告できる範囲はそれぞれかと思いますが），感謝の気持ちをもって，この研究で何が明らかにされたのかの結果返しを行いましょう．

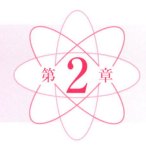

第2章 論文投稿から論文掲載までの道のりは，これだ！

論文には，**原著論文（Article, Original Article 等）**，**総説論文（Review）**，**レター論文（Letter）**などさまざまな種類があります．原著論文は，厳重な査読を経て採用され，独創性のあるオリジナルの研究成果をまとめた論文のことを指します．総説論文は，原著論文とは目的が異なり，特定の分野に関する先行研究を集め，体系立ててまとめたもので，最新の動向や今後の研究動向を把握するうえで有益な論文です．また，レター論文は，速報性が重視された論文です．論文の種類によって構成や記述の仕方など特徴がありますので，本章では，主に原著論文の掲載を目指した準備から掲載までの流れを概説します．

研究成果を論文化し世に出すことは，自分の研究成果がその研究分野を構成する一要素になることを意味します．特に，査読を経て採択された原著論文は，専門分野におけるオリジナルな成果を開拓したことが証明され，学会や報告書などでの報告よりも多くの方々へ正確に研究成果を発信できることに繋がります．ただ，執筆を始めなくてはと思いながらも，忙しい業務の中でなかなか手をつけることができないのが現実です．しかし，論文化にあたってはスピード感も非常に大切です．私は大学院の指導教員から「データは生き物，データは古くなるにしたがって価値が低下していく」とご指導いただき，できるだけ早く論文化するように心掛け，（必ずしもできるわけではありませんが）学会発表した成果は次の年度には論文化することを習慣化しています．また，論文作成には慣れも必要かと思います．**まずは1本，論文化してみましょう**．論文を書くごとに徐々に効率が増し，その分，研究に費やす時間を多く確保できるといったメリットも出てきます．

1 専門の学会誌に投稿するまでの手順

論文化の第1歩は，投稿雑誌（ジャーナル）を選ぶことです．決定は執筆が本格化した時期でもよいですが，早い時期に候補を決めておくとよいと思います．私は研究計画の作成時点で，先行文献として検討した論文の中から候補を決めています．和文誌か英文誌かにもよりますが，英文誌に投稿する際には，impact factor（以下，IF）も参考になると思います（IFが高い雑誌から順に投稿していくなどさまざまな考え方があります）．投稿から掲載されるまでの期間は，通常数ヵ月程度はかかります．投稿雑誌の選択によって論文掲載までの期間は大きく異なります（論文には，投稿・採択日が記載されていることが多いので，過去の採択論文で傾向をつかむこともできます）．ただし，**論文掲載を急ぐあまり，ハゲタカジャーナルに投稿しないように十分に気をつけてください**．ハゲタカジャーナルとは，査読誌であることをうたいながら，論文投稿料を得ることのみを目的として，適切な査読を行わない低品質のオープンアクセス形式の雑誌です．ハゲタカジャーナルに関しては，多くの研究機関で注意喚起が行われており，京都大学においても注意を喚起する資料

が公表されていますのでご参照ください（文献2）を参照）.

2 学会誌に論文を投稿するための準備

投稿雑誌が決まったら，投稿規定に沿って，論文を書いていきましょう．書き方の基本は，背景，目的，方法，結果，考察，結論の順で書いていくことです．そのため，細かな規定は完成が近づいてからの確認でもよいですが，執筆前に確認しておくと，文字数や様式を修正する必要もなく効率的に進めることができますので，早い段階で確認しておくとよいと思います．なお，投稿規定には細かな点も多いので，もし英文誌に投稿する場合は，校正会社に英文チェックをお願いすると，投稿規定に基づいたフォーマット調整を行ってくれるところも多いので（特に英語が得意でなければ）利用してみるのもよいかと思います．

3 学会誌に投稿しよう

投稿の準備ができましたら投稿規定に沿って投稿しましょう．現在は多くの雑誌がオンライン投稿になっています（郵送やメールの雑誌もあります）．指示に沿って，タイトル・キーワード・筆者情報などの必要事項を入力し，論文原稿・図・表・カバーレター（送り状）などのファイルをアップロードします．カバーレターは丁寧に作成した方がよいです．カバーレターは，編集委員に向けて，研究の重要さを伝える絶好の機会であり，その論文が審査を行うのに値するものであると編集委員に納得させるものでなければなりません．カバーレターの書式は似通っていますが，まずは論文を投稿しようとしている規定を確認してください．また，英文の校正会社にはカバーレターの作成を行っている会社もあるので，利用するのも時間の節約になるかもしれません．提出が無事完了したら，あとは査読結果が返ってくるのを待ちましょう．査読結果が数週間〜数ヵ月かかるところもあります．

4 編集委員会からの査読に返答しよう

論文掲載までの主な流れを**図1**に示します．論文投稿すると査読者に論文をチェックされ，査読結果が返ってきます．査読結果は，大きく分けて3つ，**採択（Accept）**，**修正依頼（Major revision, Minor revision）**，**不採択（Reject）**です．最初の査読結果から，採択をもらえることはまれですが，不採択でなければ（修正依頼であれば），採択の可能性があります．ただし，不採択の場合は"修正すれば再投稿可"と"再投稿不可"のケースがあり，不採択通知から再投稿し採択されることもありますし，一方，修正依頼通知から再投稿しても修正依頼に沿って直せていないと不採択となることもあります．査読結果が返ってきたら，査読者のコメント内容を確認し，再投稿するか，あきらめて他の雑誌に投稿するかを考えます．論文執筆はとても大変な作業ですが，修正依頼をもらってからが本当の勝負という感じもします．査読者からのコメントは，時に，自分のことが個人的に嫌いなのかと思うほど辛辣な時もあります（もちろん，匿名で審査されているので，そんなこ

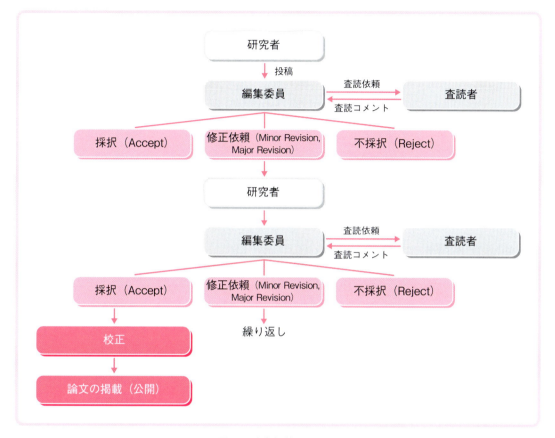

図1　論文掲載までの流れ

とは決してないですし，査読をしている先生はお忙しい中，ほぼボランティアのような形で査読を引き受けてくださっているので，淡白な返答になるのは当然かとも思います…）．そういった場合，私はとりあえず一晩おいて寝ます．日を置いてみてみると，一見冷たく書かれているようなコメントでも，冷静に理解することができます．修正原稿を再投稿すると，また，査読結果が返ってきて，その繰り返しです．よく経験するのは，1回目の査読結果で修正依頼（Major revision），2回目の査読結果で修正依頼（Minor revision），3回目くらいで採択（Accept）といった流れです．Major revisionとは，文字通り，大幅な修正が必要ということです（分析段階からのやり直しなど根幹的な内容を指摘されると再投稿するか悩むこともあるでしょう）．Minor revisionは，それほど重大ではないが修正箇所があるということで，コメントに沿って丁寧に修正すれば，採択をもらえる可能性が高いです．多くの査読のコメントに対応する作業は大変です．しかし，それらの**コメントにきちんと対応することで，論文の内容がさらにブラッシュアップされ良い論文になります**．査読者の先生方に感謝の気持ちをもち，腹を据えて論文と向き合いましょう．論文が採択されることは本当に嬉しいものです．

これまでに倫理審査申請書類（研究計画書を含む）でみてきた事例が論文となっています．論文情報（原著）は下記から確認できます．

「p.20の研究計画書の事例」，「p.130の口演スライドの事例」を論文化！
Hosokawa R, Katsura T : Association between mobile technology use and child adjustment in early elementary school age. PloS One 13(7): e0199959-e0199959, 2018

「p.76の研究助成申請書の事例」，「p.136のポスターの事例」を論文化！
小倉真衣，桂 敏樹ほか：中山間地における社会的孤立高齢者の人付き合いの選択の違いによる新たな類型化：コレスポンデンス分析における特徴の検討．日本農村医学会雑誌 68(6)：773-780, 2020

◆ 文献 ◆
1) 北海道大学附属図書館．アカデミック・スキルガイド
 https://www.lib.hokudai.ac.jp/learning_and_teaching/learning_support/academic_skills_guides/（2024年8月8日検索）
2) 京都大学図書館機構．粗悪学術誌「ハゲタカジャーナル」について
 https://www.kulib.kyoto-u.ac.jp/form/1380548（2024年8月8日検索）

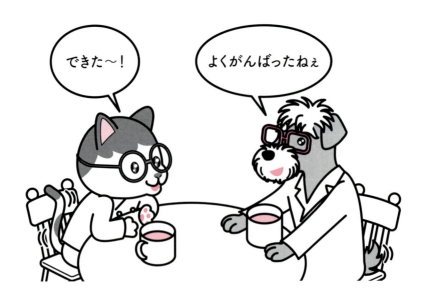

第 7 歩

質的研究編

とくに質的研究に特徴的な「書き方」を中心に解説します．これまでの第1〜6歩の解説をベースに，質的研究に特徴的な書き方・見せ方についてみていきましょう．

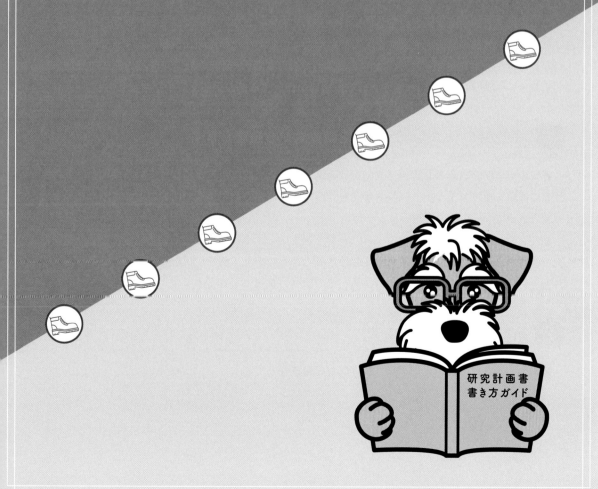

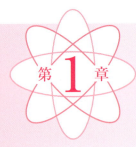

第1章 質的研究の設計図を作ろう —研究計画書に何を書かなければならないか

1 質的研究の研究計画の全体像をつかもう

a 質的研究計画書作成のポイント

ここでは，質的研究計画書の全体像について伝えます．あなたが最初にもった疑問について，気になる看護学雑誌の質的研究論文を読んでいくことで，あなたの疑問に関係するキーワードをいくつか見つけて，さらにキーワードをもとに焦点を絞りこみ，「研究の問い（看護の臨床で疑問に感じる現象）」を明確にしていきます．研究計画書を作成する前の手順を，少し確認しましょう．

1 研究の問いについて，文献を読みながら整理します

考えの道すじを書き表します．文献を読み進めながら，既に明らかになっている要因や，要因どうしの関係を整理しましょう．質的研究も，あなたの研究の問いに近い研究でどのような結果と考察がなされているのかを整理しましょう．

あなたの研究の問いが，現象のプロセスや，背景，文脈を明らかにしたいといったような質的研究である場合は，やはり質的研究論文を読みましょう．まだ，明らかになっていないことやもう少し掘り下げられそうな内容であれば，あなたの研究の意義になります．

2 研究の枠組みを作ります

設計図を作るための，元になる下案作成が枠組み作りです．
ここまで来ると，あなたの研究したいことが整理されて，説明しやすくなります．

第1章　質的研究の設計図を作ろう—研究計画書に何を書かなければならないか

3 研究デザインは？

質的研究ですか？　量的研究ですか？

研究デザインは，以下のどれですか？

　　質的研究デザイン（事例研究，グラウンデッド・セオリー・アプローチ，エスノグラフィー法，
　　　　　　　　　現象学的方法など）

　　記述的研究デザイン（実態調査型研究）

　　仮説探索型研究デザイン（仮説探索型研究）

　　仮説検証型研究デザイン（実験研究，評価介入研究）

　さあ，次は研究の実施に向けた設計図作りです．最初はたたき台と思って作成してみましょう．文献を読んだり，一緒に研究するメンバーと話し合いながらたたき台を修正して，最終的に実施するための計画書を作成します．

b 量的研究と質的研究

　質的研究を実施するために，まず量的研究と質的研究のおおよその違いを押さえておきましょう（**表1**）．

表1　量的研究と質的研究の比較

	量的研究 （現象の分布や，要因間の関連を知る）	質的研究 （現象のプロセス，背景，文脈を知る）
研究デザイン	記述的研究デザイン（実態を定量的に把握する） 相関的研究デザイン（2つ以上の要因間の関連をみる） 準・実験的研究デザイン（介入前後の変化をみる） 実験的研究デザイン（無作為化，介入，対照群との比較）	何が起こっているのか？ どのようなプロセスがあるのか？ 　背景 　文脈 　パターン 　因果関係・構造
研究の概念枠組み （仮説に基づき，調査項目・要因の関係を図式化する）	※要因（変数間の関係を考える）	なし
研究対象者（誰？何人？）	誰？ 何人？	理論的サンプリング　他 〈10-20-30人〉
データ収集方法	質問紙調査	事例検討 半構造化インタビュー グループインタビュー
データ項目	属性（背景，経済状況，既往…） 尺度（ex.QOL,SDS…） 順序尺度 間隔尺度・比尺度	記録や資料から 逐語録データ，記述データ
データ分析	統計的手法	KJ法　GTA　質的記述的分析 ナラティブアプローチ　ほか

質的研究は，あいまいな要素が組み合わされた複雑な現象について，探索的に明らかにしていく場合に用いられる研究方法です．たとえば，乳がん患者のがんの受容プロセス，精神科クリニックのデイケア参加者の継続参加の意味，高齢者が継続して集う場の意味などがあります．質的研究は，看護現場でのある現象の過程（プロセス）や背景，文脈を理解するパターンを探したり，要因間の因果関係や論理的・構造的な理論を導き出すために用いられます．現象学は，哲学的なアプローチとして，説明しにくい対象者の経験をその現象の現場において対象者自身の視点に迫りながら，記述的に明らかにしたい時に有用な方法です．看護学では，代表的な研究として西村ユミ（著）『語りかける身体－看護ケアの現象学』（ゆみる出版，2001）があるのでご覧ください．

　エスノグラフィー法は，関心のある現象に関する「文化」つまり，「ある集団ごとにゆるやかに共有されている特性の集合体のようなもの」[1]を見い出すために，フィールドワークによる詳細な記述を結果にまとめて，その現象に関連する文化・交流のパターンや背景，構造をみます．たとえば，精神科クリニック待合室にみる文化，B地区高齢者が集う場の要因などのテーマが考えられます．

　質的研究のデータ分析法には，理論から現象に向かう演繹重視のタイプと，現象から理論へ向かう機能重視タイプに分けられます．自分が捉えた問題をある理論に位置付けて考えるといった理論から現象に向かう演繹重視のタイプでは，理論検証型事例分析法などがあります．たとえば「乳がんを診断され手術を受ける患者のストレスを"喪失と悲嘆"の概念で解明する」や，「末期がん患者の家族の心理的なストレスについて"危機理論"でひもとく」など，理論をもとに現象を検討します．看護研究でよくみられるのは，現象そのものからある法則性を捉える現象から理論へ向かう帰納重視のタイプです．グラウンデッド・セオリー・アプローチやKJ法，エスノグラフィー法，現象学的アプローチなどです．インタビューの逐語録データを，コード化して概念や理論を検討します[1]．

C 自身の研究テーマの検討と概念分析

　研究の問いを明確にしていく際に，文献を読みながら研究テーマまで洗練させていく大切さについては，本書でも繰り返し述べてきました．質的研究も量的研究と同様に，研究目的を明確にして，研究計画書を作成していくプロセスで文献検討が必須になります．自身の研究テーマに共通するキーワードを探して先行文献を読んで，自身のテーマが既に明確になっていることなのかどうかも含めて整理していきます．雑誌や学術誌にも「○○についての文献検討」といったレビュー論文が掲載されていますから，それらの文献も参考にしましょう．初学者の方は，まず関心のある現象に関連すると思われる文献を読んでキーワードを絞り，5年以内の先行研究を集めて，批判的に読む（クリティーク）をしっかりとしましょう．

　理論構築を目指す質的研究の場合は，自身の研究テーマについての概念を含めた理論開発がどこまで進んでいるのかを検討します．先に述べたように，質的研究の先行文献を読み進めることが必要です．

「概念の構造と機能を調べることを目的とする概念分析[2]」は，研究における用語の洗練や，研究の操作的定義の提供，測定用具を開発する過程などに行います．「概念分析」の詳細については，『看護における理論構築の方法』（医学書院，2008）を是非ご一読ください．

概念分析の手順

1. 概念を選択する
2. 分析のねらい，あるいは目的を決定する
3. 選択した概念について発見したすべての用法を明らかにする
4. 選択した概念を定義づける属性を明らかにする
5. モデル例を明らかにする
6. 境界例，関連例，総凡例，考察例，そして誤用例を明らかにする．
7. 先行要件と結果を明らかにする
8. 経験的指示対象（empirical referent）を明らかにする

（Walker LO, Avant KC：看護における理論構築の方法（中木高夫，川崎修一訳），p.92-93，医学書院，2008より引用）

質的研究の実施前に，自身の研究テーマの主要概念についての概念分析を行う研究者が多くみられます．看護系の学術誌に掲載されている概念分析の論文をお読みいただくことをお勧めします．

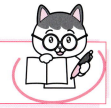

2　質的研究の分析の方法を研究計画書に示そう

研究計画書に質的研究の分析方法を具体的に示しておきましょう．

質的研究のデータの収集は，面接やグループ面接（フォーカスグループインタビュー）した内容を逐語記録におこす，対象について書かれた文献や諸記録を集める，直接観察したことをノートに記録する（参加観察）などがあります．

サンプル数は20〜30人前後（知りたい事柄について十分満足に知り得ることができた数）といわれます．また，グラウンデッド・セオリー・アプローチでは，理論的サンプリングによるデータ分析をしつつ次の必要な対象者よりデータ収集を行い，分析結果が飽和を迎えた時点でデータ収集を終了します．

分析はインタビュー内容を逐語録にした後，意味内容のまとまった文章ごとに，ラベル名をつけて抽象化しコード化していきます．グラウンデッド・セオリー・アプローチやKJ法の場合も，具体的な分析プロセスを記述します．エスノグラフィー法などでは，意味の了解可能な文節を取り出

して意味関係に基づいてコード，カテゴリを示し構造化し比較してさらに構造を組み直し統合するといった記述をします．

1 研究計画書に沿って実施する手順

　研究は，倫理審査委員会へ提出した研究計画書に沿って実施することが，倫理的な研究を実施することに繋がります．また，研究の目的と意義に沿った研究を実施するためにも，計画書に沿って進めることが必要です．もし，研究の進捗が遅くなった場合や変更を加える場合は，倫理審査委員会へ報告し変更申請します．

2 あらかじめ対象およびフィールド等と調整する

　量的研究であれ質的研究であれ，対象者もしくは対象の所属する集団との事前の調整は必要です．
　質的研究の場合は，便宜的な選択（機縁法）による場合も，事前調整が必要になります．その際に，研究目的・意義や倫理的配慮およびインタビュー内容などを記載した説明文書と，対象者（研究協力者）として同意することを確認するためのサイン欄を設けた同意書を用意します．
　後述する事例①で，①A協会に研究について説明をして，会員に働きかけてよいかの同意を得る（事前に電話等で，受け入れ可能かも含めた説明も必要です），②研究者が，会員に説明文書を示して口頭にて説明する，といった手続きをしているように，必要に応じていくつかの段階を踏んで説明と依頼をします．

3 質的研究の方法

　質的研究は研究者が疑問に思った現象がどのような構造なのか，どういった要因が関わっているのかについて，量的研究と比べると少ない10～20人の対象者に，経験や認識，意識，行動などについて対象者の視点に焦点をあてて明らかにする方法です．
　質的研究のデータ収集方法は，対象者（研究協力者）の話を聞く**インタビュー**と，対象者の行為や状況および環境を観る**観察**があります．
　インタビューは，**個人インタビュー**（個別インタビュー）と**グループインタビュー**があります．個人インタビューは，1人の対象者に質問して自由に語ってもらいます．グループインタビューは，4～8人くらいのグループでテーマについて語り合います．

第1章　質的研究の設計図を作ろう─研究計画書に何を書かなければならないか

個人インタビューの例
①インタビューガイドを作る（インタビューしたい内容の主な柱を示すもの，自由に語ってもらいやすい問い）．
②説明文書を示して口頭で説明し，同意書にサインをもらって実施する．
③対象者（研究協力者）は，10名程度もしくはそれ以上．分析結果を出すために足る人数を実施します．
グループインタビュー，フォーカスグループインタビューの例
①グループの参加者は研究目的に沿って，性別・年齢を統一したグループ，または性別や年齢ほかさまざまな属性の異なる人々それぞれ5名程度を集める．
②グループ内での会話内容を第三者に話さないことを含めて，説明文書を示し同意書にサインをもらったうえで実施する．
③グループ数は，2グループ以上であることが望ましく，分析結果を出すために必要なグループ数を実施します．

観察は，対象者の現場に研究者が入って観察するフィールドワークなどの参与観察（参加観察）と，フィールドから離れたところから観察記録をとる非参与観察があります．

4 質的データ分析の方法

それでは，質的データ分析方法をおさらいしておきましょう．
①**コード化**は，意味内容のまとまった文章ごとに，ラベル名をつけて抽象化しコード化することをいいます．グラウンデッド・セオリー・アプローチやKJ法などです．グラウンデッド・セオリー・アプローチは，たとえば明らかになっていない状況について，行動など人と人の相互作用のプロセスを説明する場合に使用します（例：在宅で夫を看取る家族の悲嘆プロセス，認知症の高齢者を介護する家族の負担感）．
②**分類と統合**は，意味の了解可能な文節を取り出して意味関係に基づいてカテゴリを組み，構造化し比較してさらに構造を組み直し統合します．エスノグラフィー法などです．

次に，質的研究方法のコード化の分析結果の例を示します．意味内容のまとまった文章ごとに，ラベル名をつけて抽象化し，さらに，同様のラベルを集めて抽象化する過程を繰り返し，中カテゴリ名，カテゴリ名を抽出します．
「**表2**　中カテゴリ，カテゴリの分析結果の例」を見てみましょう．がん手術後リンパ浮腫患者のグループ化支援について，"研究協力者＝グループ参加者"にとってのグループの意味を説明しています．カテゴリを使って見ると結果を詳しく説明することができます．カテゴリ【リンパ浮腫

の知識や情報の交換】は，中カテゴリの〈バンテージ方法を知る〉や，〈やってはいけないことの確認をする〉，〈ストッキングの付け方や種類について知る〉，〈いろいろな知識が増える〉などの情報交換をして知識を得るというように説明できます．

表2　中カテゴリ，カテゴリの分析結果の例

カテゴリ	中カテゴリ
リンパ浮腫の知識や 情報の交換	・バンテージ方法を知る ・やってはいけないことの確認をする ・ストッキングの付け方や種類について知る ・いろいろな知識が増える
つらさの共感	・ストレスを分かってもらえる ・つらい症状を話す
セルフケアの自己評価	・セルフケアを自己評価する ・自分なりの危険サインを伝える
リンパ浮腫の受けとめ	・リンパ浮腫を受けとめてつき合う ・セルフケア継続の困難さを話す

（臼井香苗，星野明子，奥津文子，桂　敏樹：がん手術後リンパ浮腫患者へのグループ化支援介入研究．人間看護学研究10：77-83，2011を参考に作成）

◆文献◆

1）桂　敏樹，星野明子：かんたん看護研究，改訂第2版，南江堂，2020
2）Walker LO，Avant KC：看護における理論構築の方法（中木高夫，川崎修一訳），医学書院，2008

MEMO

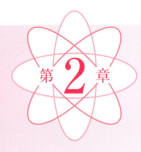

第2章 質的研究の研究計画書，倫理審査申請書の具体的な書き方は，これだ！

さて，次に質的研究の研究計画を含む倫理審査申請書の事例（一部，省略あり）を示します．
　倫理審査申請書に含まれる，研究対象者への説明書，研究対象者の同意書，研究協力施設の承諾書が付いています．各項目に説明（コメント）がありますので参考にしてみましょう．

1　研究計画書の書き方ガイド
質的研究事例① 聴覚障害者の受診

1．研究の名称
聴覚障害者の受診に至るプロセスとその関連要因

2．研究の背景
　障害者を取り巻く近年の動向として，2006年「障害者の権利に関する条約（以下，障害者権利条約）」が国連総会にて採択された．我が国では，各種障害者団体の署名活動等が行われ，法改正を経て2014年2月に批准に至った（奥野2014），‥（略）‥しかし，聴覚障害者に関する先行研究は少なく，その実態が把握されているとはいえない．厚生労働省による「平成23年生活のしづらさ等に関する調査（全国在宅障害児・者実態調査）」では，障害児・者の生活のしづらさの頻度や福祉サービスの利用希望等が調査されているが，具体的な生活の困難さについては明らかにされていない．
　筆者は手話サークルの活動を行う中で聴覚障害者と関わり，生活のさまざまな場面で不便さや情報の不足を感じていることを知った．中でも注目したのは，医療機関への受診時の不便さについてである．「手話が通じず，十分なコミュニケーションがとれない」「医療者がマスクをしていると口の動きが見えず何を話しているか見えない」「名前を呼ばれても気づかずにずっと待っていた」など受診時に多くの困難を抱えていることを知った．
　これまでの研究では，聴覚障害者は受診時にコミュニケーションに不安を抱えていること（清水2005），病院や医療者は聴覚障害者への対応の改善が求められること（名嘉2007）など

第2章　質的研究の研究計画書，倫理審査申請書の具体的な書き方は，これだ！

書き方のポイント

研究計画書に沿って，できるだけ具体的な名称を記載しましょう．

実施する研究目的に関して，法制度などの状況，先行研究などから調査や研究でこれまでに何が明らかになっていて，何が明らかになっていないかについてを，研究の背景として書きましょう．

著者が研究するきっかけとなった経験や思い（違和感など）を簡潔に書きましょう．

MEMO

第7歩　質的研究編

が報告されている．他にも，聴覚障害者の受診に関する不便さや不安について実態調査がされている（高橋2003）．また，聴覚障害者の中には「よほど病気が重くならない限り病院へは行きたくない」という人が少なくないと藤田（2005）は述べている．聴覚障害者は，医療機関にかかる際の困難さが受診行動に影響することが考えられる．海外では，聴覚障害者を対象としたヘルスケアサービス利用時の困難さやコミュニケーションに関する研究（Annie G 他2006）や，健康関連行動のための自己効力感に関するろう集団を対象とした研究（Elaine G.Jones 他2007）はある．しかし日本では受診に至るまでのプロセスについては言及されず，日本の聴覚障害者を対象とした研究も少ない．

3．目的および意義

　本研究では，聴覚障害者の受診行動に関係する要因と受診に至るプロセスを明らかにする．そのことにより，聴覚障害者の重症化予防のための早期受診に向けた介入や，彼らの生活により見合う支援やサービスを検討する一助にしたい．

4．研究対象者の選定方針

1）セッティング*
- ・対象者選定：A市聴覚障害者協会で本研究に同意を得られた会員男女15名程度とする．
- ・データ取得を行う方法・場所：データ収集は，対象者の選定方針に沿って半構成的面接（インタビューガイドをもとにして自由に語ってもらう等）を実施する．場所は同意を得たうえで1時間程度の録画可能な場所を確保する．

2）適格基準
- ・選択基準：測定時期において，A市聴覚障害者協会会員で先天的な聴覚障害者，または幼少期までに聴力を失った聴覚障害者のうち同意を得られる会員とする．聴力の程度，障害者手帳の等級は問わない．
- ・除外基準：研究開始時点において，中途失聴者は除く．中途失聴者の場合，聴者であった際の受診経験や口話ができるなどの経験があり，受診に至るまでのプロセスも異なると考えられるため．

3）予定研究対象者数およびその設定根拠
- ・予定研究対象者数：A市聴覚障害者協会で本研究に同意を得られる会員男女15名程度とする．
- ・設定根拠：本研究で用いる質的記述的研究では，対象者数については，標準値は存在しないとされている（グレッグ他2014）．今回は理論的飽和に達するまでインタビューを続けることとし，飽和が見込める15名程度と設定するが，前後する可能性がある．

書き方のポイント

 研究で何を明らかにしようとするのか（リサーチクエスチョン）を記載しましょう．また社会的・学術的な意義は何かについても記載しましょう．

 研究対象者の選定は，背景と目的意義に合わせて，対象者について記載しましょう．データを取得する場所，どのような機会で取得するかをできるだけ具体的に記載しましょう．

 質的研究の場合は，量的研究と異なります．最初から人数は限定せず約○○名，○○名程度または，「約○○名の予定」と記載しましょう．

📖 セッティング：質的研究の場合の対象者の選定は，目的に応じた対象者を機縁法や雪だるま式など紹介してもらう形で行います．この事例では，A協会に依頼して了解を得た後に，会員1人ずつに説明し同意を得られた人を対象にしています．質的研究方法の場合の対象者は，男女同数や諸条件等についてもバリエーション多様なことがあります．

5. 研究デザイン

観察研究，質的記述的研究

〔データ取得の向き〕前向き（研究開始以降に発生するデータ（面接インタビューによる）を取得する）

6. 対象者登録の手順

A市聴覚障害者協会へ問い合わせ，手話で説明の機会を得て，研究計画も記載した説明文書を示して研究内容について手話で説明する．協会の同意を得たうえで，研究者が会員に説明文書を示して手話にて説明する．同意を得られた者を対象者として登録する．

7. 観察・検査項目とスケジュール

1）測定項目，測定方法，測定者または測定機関

・フェイスシート項目

フェイスシート（年齢，性別，家族構成，健聴者との同居の有無，既往歴・現病歴の有無，職業）を示して，記入してもらう．必要時は，手話で項目の説明を行う．

・半構造化面接（インタビュー）

インタビューガイド（①これまでどのような症状の時に受診をしましたか，またどのような症状になれば受診しますか．たとえば，少し風邪をひいたと思うぐらいではどうしますか．②受診前にどんなことを悩みますか．③受診したときにどのようなことに困りましたか．④普段の生活の中で健康に過ごせるように気を付けていることは何ですか）を示した．その後，研究者が手話による半構造化面接を1人30分〜1時間半程度実施した．インタビューは，受診前の思考や行動を明らかにするために，体調不良の際の対応方法や，受診前に行うことや考慮することは何かなどを中心に尋ねる．

対象者の手話による発言を正確に読み取り，見落としをなくすため，対象者の許可を得てデジタルビデオカメラでの撮影を行う．さらに正確なインタビューとなるよう，手話通訳者の協力を得て，インタビュー中，研究者と対象者の手話によるコミュニケーションが適切に行われているかの確認をする．また，手話によるインタビューのビデオデータを正確に逐語録化する際の参考のため，手話通訳者には，対象者の手話を読み取り，音声に変換する協力を得る．

2）測定スケジュール

面接によるデータ収集期間は，倫理審査委員会の承認日〜2015年12月31日とする．

第2章 質的研究の研究計画書，倫理審査申請書の具体的な書き方は，これだ！

書き方のポイント

- 質的研究の場合は，公表論文では対象者を「研究協力者」と記載することが多いです．しかし，倫理審査の場合は，申請先の様式に沿った記載で問題ありません．

- 対象者の登録を，どのようなプロセスで行うかをできるだけ具体的に記載しましょう．

- 測定項目，測定方法，測定者または測定機関を，できるだけ具体的に記載しましょう．質的研究の測定は，インタビューデータになります．インタビュー時に対象者（研究協力者）に示すインタビューガイドの内容を記載しましょう．
  インタビュー方法やプロセスについて簡潔に記載しましょう．

MEMO

8. 観察または測定によって新たに加わる侵襲と予想される有害事象および対応

1）利益

　研究実施による対象者への直接的な利益はないものと考えられる．しかし，本研究成果の公表により，聴覚障害者の受診行動に関係する要因やプロセスを明らかにすることで，聴覚障害者のニーズに沿った支援を検討するための一助となると考えられる．

2）不利益

　身体的侵襲を伴うものではないが，対象者への心理的・時間的負担が考えられる．研究の目的・意義を説明し，調査への協力は任意であることを対象者へ説明文書で示し手話で説明し同意を得て実施する．その際，調査協力を拒否した場合も不利益となることは一切ないことを説明する．また，インタビュー中に負担を感じた場合は途中で中止することも可能とする．

9. 有害事象の評価・報告

　精神的負荷を与えないよう配慮しているため，有害事象は生じ得ないと考えられる．

10. 研究期間

1）研究実施期間

　倫理審査承認日から2016年3月31日の1年間（分析等の期間を含む）

2）対象者追跡期間（追跡する場合）　該当なし

11. 解析の概要

1）主要評価項目，副次的評価項目：同意を得た会員ごとに，フェイスシートと半構造化面接調査によるデータ収集を行う

・フェイスシート

　フェイスシート（年齢，性別，家族構成，健聴者との同居の有無，既往歴・現病歴の有無，職業）を示して，記入してもらう．必要時は，手話で項目の説明を行う．

・半構造化面接調査

　インタビューガイド（①これまでどのような症状の時に受診をしましたか，またどのような症状になれば受診しますか．たとえば，少し風邪をひいたと思うぐらいではどうしますか．②受診前にどんなことを悩みますか．③受診したときにどのようなことに困りましたか．④普段の生活の中で健康に過ごせるように気を付けていることは何ですか）を示し，研究者が手話による半構造化面接を1人30分〜1時間半程度実施する．インタビューは，受診前の思考や行動を明らかにするために，体調不良の際の対応方法や，受診前に行うことや考慮することは何かなどを中心に尋ね，自由に答えてもらう．

第2章　質的研究の研究計画書，倫理審査申請書の具体的な書き方は，これだ！

書き方のポイント

研究参加により対象者が得る利益または集団にもたらす潜在的利益を記載し，研究対象者に利益がない場合には，その旨を明記しましょう．

研究参加に伴う身体的負担やインタビュー時間の長さなど，対象者にとって不快な状態となりうることを記載しましょう．また研究参加者が負担と感じた場合は，中止も可能であることを明記しましょう．

有害事象の定義，有害事象発生時の報告方法を記載しましょう（報告手順は，各研究機関で定められている場合が多いので確認しましょう）．

提出する倫理審査申請の様式に沿って研究目的の評価項目，副次的評価項目を記載しましょう．また，解析方法はできるだけ具体的に記載しましょう．

質的研究の場合は，主要項目と副次的項目に分ける必要はありません．データ収集について記載しましょう．

MEMO

2）解析方法

デジタルビデオカメラで撮影した映像と手話通訳者の音声から，手話によるインタビューを文章化したものを逐語録とした．逐語録を精読し，受診前の思考や行動が述べられている内容を抽出した後に，意味内容が共通しているコードを集め比較し分類する．各コードを比較しながらカテゴリ化し，比較と分類を繰り返してサブカテゴリ，カテゴリ，大カテゴリに統合する（グレッグ美鈴他 2014）．

12．研究実施計画書の変更，および改訂

研究計画に変更，および改訂が生じた際には，倫理委員会に申請する．

13．遵守すべき倫理指針

本研究は「ヘルシンキ宣言」と「人を対象とする医学系研究に関する倫理指針」に基づき実施する．

14．説明と同意

1）説明の機会と方法（集団/個人/情報公開，書面/口頭/広報媒体）

A市聴覚障害者協会への説明は，説明文書（課題名，実施体制，研究計画の目的および意義，実施方法，問い合わせ先等）を示し，かつ個人への説明文書および同意文書も示して口頭で説明し同意をもらう．

対象者への説明は，説明文書で示すとともに手話で説明する．説明には，研究の概要，目的・意義，研究への参加は任意であり不参加によって何ら不利益が生じないこと，プライバシーの保護，などが含まれる．また，面接インタビュー中に負担を感じた場合は途中で中止することも可能とする．同意が得られた場合は，対象者に同意文書に記入してもらい同意を得る．

2）同意の機会と方法（個別確認/拒否機会の提供，書面/口頭かつ記録）

説明のうえ，対象者の同意書の提出をもって，同意を得たものとする．

3）未成年者や認知症患者などにおける代諾について

A市聴覚障害者協会会員で先天的な聴覚障害者，または幼少期までに聴力を失った聴覚障害者のうち同意を得られた会員とする．協会の同意を得たうえで，研究者が会員本人に説明文書を示して手話にて説明し，同意を得た会員に実施する．代諾の該当はない．

4）参加・中途離脱の任意性

対象者は研究参加に同意した後でも，随時これを撤回，または途中離脱することができる．研究参加を撤回する際は，対象者はその旨を研究者へ連絡し，研究者はデータベースより削除する．

書き方のポイント

- 変更および改訂手順は，各研究機関で定められている場合が多いので確認し記載しましょう．

- 「ヘルシンキ宣言」，「人を対象とする医学系研究に関する倫理指針」などを遵守することを記載しましょう．

- 研究のインタビューデータ収集のために必要となる，説明内容と同意を得るための手続き（プロセス）について，具体的に記載しましょう．
  説明，同意を得るためのプロセスは，上記の遵守すべき倫理指針に基づいています．

MEMO

5）対象者がボランティアなどの場合は，協力金の有無

　対象者は，ボランティアであるが，協力金はない．

6）研究への参加に伴う利益あるいは参加拒否による上位者の報復の予想に対する配慮

　研究への参加に伴う利益あるいは参加拒否による不利益は一切生じないことを，説明したうえで，研究への同意を得る．

15. 個人情報の保護（個人情報を扱う場合）

1）資料等の匿名化および連結可能性の有無

　電子化したデータファイルは，漏洩，混交，盗難，紛失等の防止のため，パスワード管理をしたうえで，インターネット接続が可能なコンピュータには保存せず，専用の外部記憶装置に保存する．連結可能性はなし．デジタルビデオカメラで撮影した映像データは，研究者と手話通訳者のみが視聴し，研究の目的のみに使用することとする．撮影データは専用のメモリカードに保存し，また文章化したデータは予備を含めて2本のUSBに保存し，施錠可能な○○室の鍵付書架に保管する．また，フェイスシートも同様に保管する．

2）個人情報を含むデータの取扱者の範囲

　個人情報を含むデータの取扱者の範囲は，研究実施者・研究責任者に限られる．

3）同意撤回後のデータの利用について

　同意撤回後は，研究者がデータベースより削除する．

16. 研究資金

1）提供者

　○○研究費

2）提供者と研究者との関係

　資金提供者が研究の企画，運営，解析，論文執筆に関与することはない．

3）利益相反

　利益相反はない．

17. 試料等およびデータの保管

1）試料等およびデータの保管期間と，保管期間または研究終了後に廃棄する場合はその処理の方法

　試料等およびデータの保管期間は，研究終了までとし，その後，速やかに廃棄する．

2）研究関連資料の保管

　○○大学○○研究科研究室にある鍵のかかる保管庫で研究実施者が厳重に管理する．

書き方のポイント

データがインターネット回線や郵送等によって外部に持ち出される場合は，情報管理体制を明記しましょう．

質的研究では該当しませんが，倫理申請の様式に沿って記載するため，ここでは「連結可能性はなし」としています．

資金提供者の研究の企画，運営，解析，論文執筆への関与の有無について記載しましょう．

利益相反については各研究機関の規則に従い，適切に審査・管理することを記載しましょう．

管理体制，保管方法，廃棄の方法や廃棄までの期間など，具体的に記載しましょう．

MEMO

18. 結果の公表

結果の公表は，学会発表・論文投稿にて行う．

19. 研究成果の帰属

研究成果は，○○大学に帰属する．

20. 研究組織

各研究者の役割分担（研究の総括，企画立案，運営，解析，論文執筆など）を記載

1）研究責任者の氏名，所属，職位，連絡先住所，電話番号およびE-mail アドレス

研究責任者：○○○○

所属；

連絡先；

役割分担；企画立案，運営，解析，論文執筆

研究分担者：○○○○

所属；

連絡先；

役割分担；

MEMO

2 研究計画書の書き方ガイド
質的研究事例② 超高齢者の老いの受容

1. 研究の名称
超高齢者の老いの受容プロセス

2. 研究の背景
　○○年に団塊の世代が後期高齢者に入り，後期高齢者が急激に増加し超高齢社会が継続する．そのため，高齢者の幸せな老いや生活に関する「サクセスフル・エイジング」研究の蓄積が求められると考える．

　老年期におけるサクセスフル・エイジングの理論は，さまざまな心身の変化や社会環境の変化に適応しながら，張りのある豊かな生活を送る老後の望ましい生き方として，病気や障害の回避，高い認知機能と身体機能，世間との関わりの3要素から構成されていると考えられてきた（Rowe & Kahn 1997）．近年，Baltesら（2003）は，80歳以上または85歳以上からの年代を超高齢期と捉えた超高齢者のサクセスフル・エイジングについて検討したところ，超高齢者はそれより若い高齢者よりも実際は心身，社会的に否定的問題を抱えており，「病気や障害の回避，高い認知機能と身体機能，世間との関わり」という従来のサクセスフル・エイジングの概念による捉え方では限界があることを指摘している．

3. 目的および意義
　超高齢者にとっての老いの受容プロセスとその構造を明らかにすることを目的とする．それらを明らかにすることによって，超高齢者のサクセスフル・エイジング支援への示唆を得ると考える．

4. 研究デザイン
・観察研究　〔データ取得の向き〕前向き（研究開始以降に発生するデータを取得する）
　質的帰納的研究デザイン，グラウンデッド・セオリー・アプローチによる分析

5. 研究対象者の選定方針
1）セッティング
・対象者選定：80歳以上の男女でインタビューの同意を得られた者10〜15名を予定している．

書き方のポイント

事例②の研究テーマに関連する「サクセスフル・エイジング」の概念や研究でどこまで明らかになっているかについて，関連する理論や研究論文をもとに説明しましょう．

「超高齢者にとっての老いの受容プロセスとその構造を明らかにすること」を目的としています．したがって，プロセスを明らかにするのに適した研究方法として，グラウンデッド・セオリー・アプローチの分析方法を用います．

論文テーマは「超高齢者の・・・」ですから，対象者の選定について，80歳以上の男女としています．

ここでは，10〜15人の予定としています．グラウンデッド・セオリー・アプローチの場合は，「理論的サンプリング」といって，分析結果をみながら対象者をサンプリングしていきます．また，分析内容が「理論的飽和」を得た対象者数が最終人数となります．

質的研究の場合は，量的研究と異なり，最初から人数を限定せず，「約○○名の予定」と記載します．

MEMO

- データ取得を行う施設・場所：半構造化面接（インタビューガイドをもとにして自由に語ってもらう等）を実施する．場所は同意を得たうえで1時間程度の録音可能な場所を確保する．

2）適格基準
- 選択基準：測定時期において，○○県内の80歳以上の超高齢者15名程度
- 除外基準：研究開始時点において，著しく認知機能に障害がある者や精神的な疾患をもつ者，認知症の診断・疑いのある者を除く．

3）予定研究対象者数およびその設定根拠

　分析が理論的飽和に達するまでの人数を対象人数とする．飽和期待人数として10名から15名を予定している．対象は，京都府およびその周辺地域における自治グループや施設から紹介され，インタビューの同意が得られた者を対象とする．対象者の募集は理論的飽和がみられた時点で終了する．

6. データの収集方法

　対象者に対して1人当たり1時間程度の半構成的面接を1回から2回実施する．
〈調査項目〉
- 対象者の属性（対象者の属性参照）
- 対象者の活動能力：Barthel Index，老研式活動能力指標を用いて測定する．
- 対象者の日常生活，その中での楽しみやつらさ，死生観をインタビューする（インタビューガイド参照）．

　対象者の属性について，十分な情報が得られない場合は，対象者の家族，あるいは施設のカルテから情報収集する．調査実施者が，インタビューで対象者の話す内容が明らかに認知機能に障害があると判断した場合は，その対象は分析対象から外す．

　面接内容は対象者の同意を得たうえで録音し，その他気づいたことなどをフィールドノートに記録する．

7. 研究によって新たに加わる侵襲

　面接調査において，対象者が日常生活や普段の思いを語ることで自分の生活が暴かれることに対する心理的影響が考えられる．しかし，面接の前に，面接で得たデータは主任研究者・分担研究者以外の者が触れないように厳重に管理すること，録音テープおよびフィールドノートは研究終了後に確実に破棄すること，また，面接が始まってからでも退席できること，答えたくないことは答える必要がないことを説明し，同意を得たうえで調査を実施することから，対象者への心理的影響は少ないと考える．

第2章　質的研究の研究計画書，倫理審査申請書の具体的な書き方は，これだ！

書き方のポイント 💡

この研究は80歳以上の高齢者を対象としますので，インタビューでのデータ収集が可能な対象者を選択するための，除外基準をここで記述しましょう．

対象者は機縁法や雪だるま式の紹介を得ます．また，研究目的に応じて分析結果をみながら，バリエーションを考えて対象者のサンプリングをしていきます．

活動能力について聞き取ります．インタビューデータではなく，共通した指標を用いて対象者の特徴や背景についての情報を収集するためです．

研究対象者（研究協力者）が面接インタビュー調査を受けることによって，加わる可能性のある心理的な影響について記載しています．

MEMO

8．分析方法

　質的研究の分析方法の1つであるグラウンデッド・セオリー・アプローチを用いる．

　グラウンデッド・セオリー・アプローチは，まず，インタビュー記録を逐語録におこし，文章または段落ごとに切片化し，プロパティとディメンションを抽出しラベル名をつける．そして，ラベルをカテゴリにまとめ，それぞれのカテゴリのプロパティとディメンションを見直す．他の事例や異なる状況との比較を含んだ分析をしながら，データ収集を続け，プロパティとディメンションを増やし，最終的なカテゴリ名を決定する．その後，カテゴリ関連図を作成する．

　厳密性の保持のために，データ収集は，対象者の意図を確認しながら1回から2回実施する．また，分析は上記グラウンデッド・セオリー・アプローチの手順に沿い，スーパーバイザーを含む専門領域の複数の専門家と共に，研究室ゼミで検討しながら進める．

9．費用負担および謝礼

　インタビュー協力者に対して，500円ほどの雑貨を謝礼として渡す予定である．

10．個人情報の保護

　フィールドノートおよびインタビュー内容は，個人を特定する記述を避け，Aから順にアルファベットを付け管理する．また，研究データは主任研究者，分担研究者以外の者が触れないように実施責任者の研究室にある保管庫に施錠して保管し，鍵は実施責任者，主任研究者のみが所有するものとする．録音テープおよびフィールドノートは研究終了後に確実に破棄する．

11．説明と同意

　対象者には，面接調査前に本研究の目的と方法，研究者および所属が書かれた説明書を提示し，併せて口頭で説明する．そして同意を得られた者を研究対象者とする（研究説明書および同意書参照）．身体的な理由で同意書に署名ができない対象者については，捺印によって同意を得られたとみなすこととする．

　面接の日時，場所は対象者の都合に合わせ，面接は始まってからでも途中退席できること，答えたくないことは答える必要がないことを事前に説明する．また，面接内容の録音およびフィールドノートへの記録は対象者の同意を得たうえで実施する．

12．研究資金

　本研究は京都大学大学院医学研究科人間健康科学系専攻予防看護学分野の研究費で行う．本研究実施に当たって，企業等と京都大学ならびに関係する研究者との間に開示すべき利害の衝突はない．

書き方のポイント

 対象者の老いの受容プロセスを分析するために，グラウンデッド・セオリー・アプローチを使用しています．分析プロセスについて，簡潔に記載します．

 分析の「厳密性の保持」として用いる質的研究の分析方法についてここで具体的に記すことが必要です．

 研究対象者（研究協力者）へ渡す謝礼がある場合は記載しましょう．

 質的研究の場合の調査データの取り扱いについて記載しています．インタビューデータや記録等，取扱者の限定についても記載します．

MEMO

13.研究組織

各研究者の役割分担（研究の総括，企画立案，運営，解析，論文執筆など）を記載

1）研究責任者の氏名，所属，職位，連絡先住所，電話番号およびE-mail アドレス

研究責任者：○○○○

所属；

連絡先；

役割分担；企画立案，運営，解析，論文執筆

研究分担者：○○○○

所属；

連絡先；

役割分担；

書き方のポイント

 文献として下記2つを挙げておきます．

1) 戈木グレイグヒル滋子編：質的研究法ゼミナール；グラウンデッド・セオリー・アプローチを学ぶ 第2版, 医学書院, 2013
2) アンセルム・ストラウス, ジュリエット・コービン：質的研究の基礎；グラウンデッド・セオリー開発の技法と手順 第3版, 医学書院, 2012

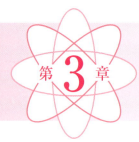

第3章 質的研究のデータを分析し結果を分かりやすく示そう

　分析した結果は表やグラフにして表し，対象者の方への結果報告だけでなく，院内発表報告，学会発表等の報告や，学会誌への論文掲載のために記述しましょう．質的研究の場合は，結果を分かりやすく伝えられるように表や図で表すことが多いです．ここでは，【事例①　聴覚障害者の受診】（p.152）の結果をもとに説明します．

1　対象者（研究協力者）の属性等を含めた特徴を示す表

　事例①の『聴覚障害者の受診に至るプロセスとその関連要因』では，研究目的を「聴覚障害者の受診行動に関係する要因と受診に至るプロセスを明らかにする」としています（p.154）．
　結果記載では，「結果1）研究協力者の概要」の項目を記述する際に，文章による記述とともに下記のような表を併せて示します．計画書には「・・・に同意を得られた会員男女15名程度とする」とありましたが，最終的に14名の方々に協力していただき，**表1**は，その半構造化面接を実施した協力者の概要表です（論文本文は後述）．

表1　研究協力者の概要

	年齢	性別	普段のコミュニケーション手段	病院での手話が通じない場合のコミュニケーション手段	仕事	同居家族	健聴者の同居	既往歴	現病歴
A	70代	男性	手話	筆談・身振り					
B	40代	男性	手話	筆談・口話					
C	40代	男性	手話・筆談・口話	筆談・口話					
D	60代	男性	手話・筆談・口話	筆談・口話					
E	20代	女性	手話	筆談					
F	20代	女性	手話	筆談					
G	20代	女性	手話・筆談	筆談・口話					
H	60代	男性	手話・身振り	身振り 通訳同伴時手話					
I	60代	男性	手話	筆談 身振り					
J	60代	女性	手話	筆談					
K	50代	男性	手話	筆談					
L	50代	女性	手話・筆談	筆談・口話					
M	30代	女性	手話・口話	筆談・口話					
N	60代	男性	手話	筆談					

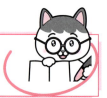

質的研究結果を論文に記述する際には研究対象者ではなく，「研究協力者」と記載することが多いです．

（p.184より抜粋）

あなたの質的研究の分析結果が，どのような特徴をもった研究協力者に面接したデータを基に分析した結果なのかを論文中に記述することが必要です．この際，研究協力者の概要を示す表や記述には，個人が特定できないような配慮が求められます．

事例①では年齢は年代，職業の有無，同居家族の有無などの記述にとどめています．表と同様に論文中に示す記述には，「年齢は20〜70代と幅広く，男性8名，女性6名であった．聴覚障害者手帳の等級は2級，もしくは聴覚障害と音声・言語機能障害の重複による1級であった．大半の研究協力者が家族と同居していたが，健聴者と同居しているのは3名のみであった．研究協力者全員が受療の体験があり，大きな病気や手術の経験のある者や，現在定期通院をしている者も含まれていた」(p.184) としています．

2 最終的な分析結果の記述の実際

1 結果を記載する前に，面接によるデータ取得時の手続きや分析過程についての厳密性の確保

結果を記載する前に，質的研究では，面接によって集めたデータをどういった方法で結果分析に繋げたか，**その分析プロセスを詳細に記述することが大切**です．質的研究論文については，面接によるデータ取得時の手続きや分析過程についての厳密性の確保をどのように実施したかを詳細に記載することが求められます．

あなたの論文結果の信憑性を示すための，大事な分析結果の示し方について確認しましょう．事例①では，半構造化面接のインタビューデータを逐語録におこして，研究目的に応じた受療前の思考や行動が述べられている内容を抽出して分析しました．

事例①では，後述する論文に分析方法を「デジタルビデオカメラで撮影した映像と手話通訳者の音声から，手話によるインタビューを文章化したものを逐語録とした．逐語録を精読し，受療前の思考や行動が述べられている内容を抽出した後に，意味内容が共通しているコードを集め比較し分類した．各コードを比較しながらカテゴリ化し，比較と分類を繰り返してサブカテゴリ，カテゴリ，大カテゴリに統合した」(p.182) と記載しています．

2 結果をどのように書き表すか？

事例①の論文中の結果には，まず，結果の構成を「研究協力者である聴覚障害者の受療までの思考や行動について，【日頃の健康行動と実践】，【想起する過去の受療体験と受療時のサポート】，【受療に対する躊躇】，【受療する病院の選択】，【手話通訳依頼の判断】という5つの大カテゴリと，

20のカテゴリを抽出した」とまとめて記述しています（p.186）．論文には，必ず，文章による記述と分析結果の表を合わせて書き表します．**表2**は結果の一部を示したものです．

その後に，「以下，大カテゴリを【　】，カテゴリを〈　〉，サブカテゴリを〔　〕，コードを「　」として表記し，サブカテゴリ，コードを用いながら大カテゴリ，カテゴリの具体的内容を順に説明する．なお，コードは代表的な内容のものを記載している（**表2**）．」と続けて（p.186），大カテゴリごとに結果を順に説明していきます．

表2　聴覚障害者の受療前の思考や行動

大カテゴリ	カテゴリ	サブカテゴリ
日頃の健康行動と実践	健康に関する知識を得る方法	
	日常の健康を保つ行動	
	意義あるろうあ活動継続のための体調管理	
	健康への不安と実践に至らない健康行動	
	体調不良への対応方法	
想起する過去の受療体験と受療時のサポート	過去のさまざまな受療の状況	
	受療時の不安軽減やサポートになり得る存在	
	適切な受療に繋がる過去の受療体験	
	スムーズに情報を得られにくかった病院内の状況	
	受療を阻んだサポートの不足	
受療に対する躊躇	受療に踏み出せない気持ち	
	受療時のコミュニケーションへの不安	

> 文章で記述するとともに，表で大カテゴリごとに結果（カテゴリ）を示していきます．

（p.186より抜粋）

事例①では，「1）【日頃の健康行動と実践】 この大カテゴリは，受療に至る前の日頃の健康に過ごすための行動や，実践には至っていない健康に関する行動，健康に関する不安についての語りが含まれる5つのカテゴリから構成された．〈健康に関する知識を得る方法〉は，聴覚障害者はコミュニケーション手段や，情報取得の方法が個々・・・」のように記述して，結果を説明しています（p.188）．この後は，表に挙げた大カテゴリを順に説明していきます．

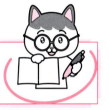

3 全体の構造図を示す

事例①の結果は，**表2**に先述しています．質的研究の結果を示す場合には，**表2**のほかに，カテゴリ間の関係性を構造図に示す場合もあります．以下は，事例①の結果を受療のプロセスの構造図として作成した例です（**図1**）．

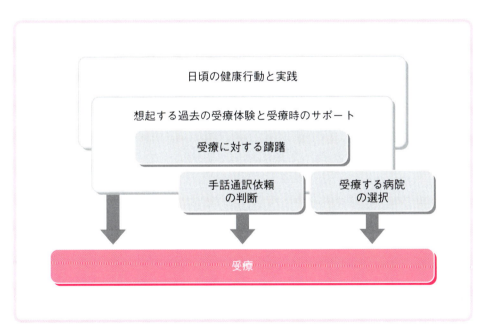

図1　聴覚障害者の受療前の思考や行動

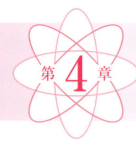

第4章 質的研究の研究成果を公表しよう

先に紹介した研究計画書の事例①と事例②について，その研究成果の発表を示します．事例①は下記雑誌投稿論文，事例②は学会発表（抄録）（p.206）です．

1 事例①に基づく雑誌投稿論文の書き方ガイド

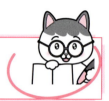

［尾崎玲奈，星野明子，志澤美保，桂 敏樹：聴覚障害者の受療前の思考と行動；聴覚障害者への手話によるインタビュー調査．聴覚言語障害 49(2)：67-78，2020より許諾を得て改変し転載］

抄録
【目的】聴覚障害者の適切な受療を促す支援について示唆を得るため，聴覚障害者の受療前の思いや行動を明らかにすることを目的とした．
【方法】研究協力者は同意を得られた20～70代の聴覚障害者14名である．手話による半構造化面接を実施した．逐語録をコード化し，比較して抽象度を上げてカテゴリ，大カテゴリを抽出した．
【結果】聴覚障害者の受療前の思いや行動について，【日頃の健康行動と実践】，【想起する過去の受療体験と受療時のサポート】，【受療に対する躊躇】，【受療する病院の選択】，【手話通訳依頼の判断】の5つの大カテゴリと20のカテゴリを抽出した．
【考察】聴覚障害者は受療前に，受療時のコミュニケーションについてさまざまな思いを抱き，手話通訳の依頼や病院の選択をしていた．聴覚障害者の適切な受療を支援するために，医療者は聴覚障害者の受療前の思いを理解し，適切なコミュニケーションにより情報保障を行えるよう，人的・社会的環境を整える必要があると示唆された．

I 緒言

厚生労働省が行った2016年の調査では，聴覚・言語障害の身体障害者手帳保持者は約34万1千人と推計されている[1]．2013年障害者自立支援法は障害者総合支援法に変わり，障害者の意思疎通の支援を行う者の派遣や養成等を行う制度として「意思疎通支援」を規定してい

書き方のポイント

 研究計画の段階では「受診」という用語を使用していましたが，論文では用語の定義を見直しています．今回の事例は，自覚症状がなく健康診断などを受診する場合ではなく，有症状時に医療機関を訪れ，診療を受ける場合に注目しており，「受療」という用語へ変更しました．

 抄録は目的，方法，結果，考察を簡潔に記載しています．雑誌の投稿規定に沿った構成にしましょう．

 質的研究の抄録の場合は，結果を主要なカテゴリについて記述しています．

 緒言には，研究するテーマについて，法制度や社会的背景を先行研究から分かっていること等について書きましょう．

MEMO

る[2]. 意思疎通支援には，聴覚障害者等を対象とした手話通訳者派遣事業などが含まれるが，実施は各市町村に委ねられており，各市町村の予算などの違いから全国共通した事業の実施は困難だといわれている[3]. そのため，聴覚障害者の意思疎通を支援する環境は地域により差があり，医療関係施設など含め，十分な環境は整っていない. このような状況の中，聴覚障害者が疾病の予防や早期発見のために適切な保健行動をとり，重症化を防げるよう，支援の充実と環境整備が必要である. 特に，保健行動の1つである受療行動は適切な時期の受療の開始と治療の継続が重要[4]であり，それは聴覚障害者にとって重症化予防の意味をもつ.

聴覚障害者の受療に関するわが国の先行研究は，質問紙による実態調査が多く[5,6]，それらによれば聴覚障害者は受療時にコミュニケーションに関する不安を抱えていることが明らかとなっている. しかし，先行研究では聴覚障害者の受療場面のみに注目しており[5,6]，受療前の思考や行動については調査されていない. したがってその不安が受療に至る前の思考や行動にどのように影響を与えているかは明らかになっていない.

海外では，聴覚障害者のヘルスケアに関する体験や思いについて，聴覚障害者を対象にグループインタビューを行っている研究[7,8]などが散見される. これらの研究では，医療者は，聴覚障害や聴覚障害者のコミュニケーションに関する不安を理解し，受療に至る前の思考や行動に及ぼす影響について配慮する必要性を示唆している. しかし，日本人の聴覚障害者を対象とした同様の研究は見当たらない.

本研究では，聴覚障害者の受療前の思考や行動を明らかにすることを目的とした. それにより，今後聴覚障害者の疾病の早期発見や，重症化予防のための適切な受療を促す支援について示唆を得られると考える.

Ⅱ 研究方法

1. 研究デザイン

本研究では，ある事象に対する行動や考えを研究の問いとすることが適切とされている質的記述的研究法[9]を用いた.

2. 研究協力者

研究者がX市聴覚障害者協会A支部・B支部・C支部の支部長へ研究の目的，方法，倫理的配慮を記載した説明文書を用い説明し研究協力の許可を得た. その後，所属している会員約75名のうち，研究協力への同意を得られた14名を対象とした. 研究協力者は先天的もしくは幼少期に失聴した者とし，中途失聴者，聴覚障害以外の障害を重複している者，未就学などにより，文章や手話でのコミュニケーションが難しい聴覚障害者を除外した.

書き方のポイント

緒言の冒頭に投稿する研究論文（以下，本論文とする）の研究目的に関係する背景を書いています．たとえば，法制度の状況や支援の現状を表す文献からその傾向を記述し，さらに，研究目的との関連事項についての検討を記述します．

日本国内で先行して発表されている聴覚障害者に関する研究論文の傾向を説明して，本論文の研究目的である「受療前の思考や行動について」の研究調査はされておらず，明らかになっていないことについて述べます．

ここでは，海外での聴覚障害者に関する先行研究の傾向を説明して，日本の聴覚障害者を対象とした調査が不足していることを述べています．

第2章「質的研究の研究計画書」の事例①では，「目的および意義」の項目立てをしました．本論文では緒言の最後の部分に，研究目的と意義について記述しました．文字制限数のある投稿論文では，緒言の後半で目的について書くことが多いです．

記載項目および内容は，投稿論文先の学会誌の投稿規定に沿うことと，学会誌に掲載された論文を参考にします．研究方法の記載は，先述した研究計画書に書いた「研究デザイン」，「研究協力者の選定方針」，「分析方法」などをもとに，文字制限数を考慮して文章化します．

MEMO

3. データ収集

データ収集期間は2015年7月〜9月である．フェイスシートにより，基本属性を把握し，その後，以下の質問内容と方法により，半構造化面接法を1名あたり30分〜1時間半程度実施した．研究目的に沿った質問内容を設定のうえ，研究協力者の体験を具体的に，かつ自由に語ってもらうため半構造化面接法を用いた．

1）半構造化面接法で用いたインタビューガイドの内容：「普段健康について気をつけていることや体調不良の際の対応方法，病院に行こうと思うのはどのような時か，病院に行く前に実施することや考慮することは何か」を中心に尋ねた．研究協力者の語りを尊重しながら，適宜語りに関連する質問を加えインタビューを進めた．

2）手話による半構造化面接法：インタビューは研究者が手話により進めた．研究協力者の手話による発言を正確に読み取り，見落としをなくすため，研究協力者の許可を得てデジタルビデオカメラでの撮影を行った．また，正確なインタビューとなるよう，手話通訳者に同席してもらい，インタビュー中，研究者と研究協力者の手話によるコミュニケーションが適切に行われているかの確認をしてもらった．加えて，インタビュー中研究協力者の手話を読み取り，音声に変換する協力を得て，研究者がビデオデータを正確に逐語録化できるようにした．

4. 分析方法

デジタルビデオカメラで撮影した映像と手話通訳者の音声から，手話によるインタビューを文章化したものを逐語録とした．逐語録を精読し，受療前の思考や行動が述べられている内容を抽出した後に，意味内容が共通しているコードを集め比較し分類した．各コードを比較しながらカテゴリ化し，比較と分類を繰り返してサブカテゴリ，カテゴリ，大カテゴリに統合した[10]．

5. 厳密性の確保

インタビューは研究協力者の発言の意図を確認しながら，注意深くすすめ，手話でのコミュニケーションがより正確に行えるよう，手話通訳者が同席した．次に，一次コーディングの結果を，文章と手話にて誤りがないか研究協力者に確認した．また，分析の信憑性を高めるために，分析の過程において，十分に質的研究の経験のある複数の研究者よりスーパーバイズを受けた．

6. 倫理的配慮

研究協力者へは説明文書と同意書を手渡し，手話にて研究目的，インタビュー方法・内容，負担を感じた場合中途辞退が可能であること，中途辞退した場合も不利益は一切ないこと，プライバシーの保護，個人情報の保護について説明（手話通訳者も同席）した．同意の意思を書面にて確認したうえでインタビュー調査を開始した．本研究は，京都府立医科大学医学倫理審査委員会の承認（承認番号ERB-E-278，2015年7月13日）を得て実施した．

第4章 質的研究の研究成果を公表しよう

書き方のポイント

本論文の研究協力者は聴覚障害者のため，手話通訳者による読み取りとデジタルビデオカメラによる撮影をして文章化したものを逐語録としています．質的研究の分析方法の記述は「逐語録の研究目的に沿う部分を抽出してコード化し，比較と分類を繰り返す」等が共通します．

質的研究では「厳密性の確保」を記述することが求められます．本論文では項目立てしていますが，記述場所は，前述の「分析方法」の後半に続けて記述する場合もあります．

倫理的配慮については，倫理審査委員会の承認も含めて忘れずに記載しましょう．

MEMO

Ⅲ 研 究 結 果

1. 研究協力者の特徴

1）研究協力者の概要

　年齢は20〜70代と幅広く，男性8名，女性6名であった．聴覚障害者手帳の等級は2級，もしくは聴覚障害と音声・言語機能障害の重複による1級であった．大半の研究協力者が家族と同居していたが，健聴者と同居しているのは3名のみであった．研究協力者全員が受療の体験があり，大きな病気や手術の経験のある者や，現在定期通院をしている者も含まれていた（**表1**）．

表1　研究協力者の概要

	年齢	性別	普段の コミュニケーション 手段	病院での手話が通じない場合 のコミュニケーション手段	仕事	同居 家族	健聴者 の同居	既往歴	現病歴
A	70代	男性	手話	筆談・身振り	定年退職後	有	無	有	有
B	40代	男性	手話	筆談・口話	会社員	有	無	有	無
C	40代	男性	手話・筆談・口話	筆談・口話	会社員	有	有	無	無
D	60代	男性	手話・筆談・口話	筆談・口話	定年退職後 パート	有	無	有	無
E	20代	女性	手話	筆談	アルバイト	有	有	無	無
F	20代	女性	手話	筆談	会社員	有	無	無	無
G	20代	女性	手話・筆談	筆談・口話	会社員	無	無	無	無
H	60代	男性	手話・身振り	身振り 通訳同伴時手話	定年退職後	有	無	無	有
I	60代	男性	手話	筆談 身振り	自営業	有	有	有	有
J	60代	女性	手話	筆談	パート	有	無	有	有
K	50代	男性	手話	筆談	パート	有	無	有	有
L	50代	女性	手話・筆談	筆談・口話	主婦	有	無	有	有
M	30代	女性	手話・口話	筆談・口話	公務員	無	無	有	有
N	60代	男性	手話	筆談	会社員	有	無	有	無

2）研究協力者の多様なコミュニケーション手段

　研究協力者は，聴覚障害者同士のコミュニケーション手段には全員手話を選択し，相手によって口話や筆談，身振りなどを組み合わせていた．病院でのコミュニケーションは，手話通訳者を依頼する場合や病院に手話のできる医療者がいる場合は手話，それ以外は筆談や口話，身振りであった．また，研究協力者はそれぞれ世代，学校，家庭環境により受けた教育背景，手話を習得した場や時期も異なっているため，手話と組み合わせるコミュニケーション手段も一人一人違っていた．

第4章　質的研究の研究成果を公表しよう

書き方のポイント

研究結果の冒頭は，量的研究の場合は対象集団の特徴を説明します．しかし，質的研究の場合は研究協力者の特徴を記述します．本論文では，「研究協力者の特徴」として研究協力者の概要，聴覚障害者の多様なコミュニケーション手段を記述します．

質的研究の場合でも，研究対象者（研究協力者）が複数名の場合は文章として記述し，表などにまとめて概要を示すことが多いです．

MEMO

第7歩　質的研究編

2. 受療前の思考や行動

　研究協力者である聴覚障害者の受療までの思考や行動について，【日頃の健康行動と実践】，【想起する過去の受療体験と受療時のサポート】，【受療に対する躊躇】，【受療する病院の選択】，【手話通訳依頼の判断】という5つの大カテゴリと，20のカテゴリを抽出した．以下，大カテゴリを【　】，カテゴリを〈　〉，サブカテゴリを〔　〕，コードを「　」として表記し，サブカテゴリ，コードを用いながら大カテゴリ，カテゴリの具体的内容を順に説明する．なお，コードは代表的な内容のものを記載している（**表2**）．また，コード内の文章では，研究協力者の語りを重視しているため，聴覚障害者のことを，ろう者やろうあ者，聞こえない人と表記している部分がある．

表2　聴覚障害者の受療前の思考や行動

大カテゴリ	カテゴリ	サブカテゴリ
日頃の健康行動と実践	健康に関する知識を得る方法	実際の姿や物を見て捉える健康に関する情報の活用
		視覚媒体（テレビ・インターネット・本など）による健康に関する情報の活用
		他者から教わる健康に関する情報の活用
		医療関係者の手話サークル会員からの健康に関する情報収集
		自然に習得した健康に関する知識
	日常の健康を保つ行動	健康に過ごすための心がけと行動
		健康診断の受診
		持病や既往があることでの心がけと行動
		これまでの経験からの健康行動の改善
		健康に過ごすための自分なりの信念
	意義あるろうあ活動継続のための体調管理	生活に占めるろうあ活動の比重と調整
	健康への不安と実践に至らない健康行動	さまざまな事情により実践していない健康行動
		加齢に伴う不安と周囲からの心配
	体調不良への対応方法	受療の前に行う体調不良への自分なりの対応
		体調不良時の家族のサポート
想起する過去の受療体験と受療時のサポート	過去のさまざまな受療の状況	自分なりの対応では治らない場合の受療
		健診の結果による受療
		ケガ・痛み・発熱など明確な症状がある場合の受療
		我慢の限界になってからの受療
	受療時の不安軽減やサポートになり得る存在	困ればまず相談できる家族の存在
		通い慣れて関係性ができている医療者の存在
		手話のできる医療者の存在
	適切な受療に繋がる過去の受療体験	スムーズに受療ができた経験とスタッフの対応
		受療が促された病気体験や健診結果
		これまでの受療体験による自分なりの工夫の確立
	スムーズに情報を得られにくかった病院内の状況	聴覚障害者に伝わりやすい案内表示の未整備
		病院で交わされる会話が聴き取れないことによる状況や対応方法の把握の難しさ
		手話によるスムーズな会話ができない不便
	受療を阻んだサポートの不足	サポートを得られず受療できなかった体験

書き方のポイント

研究目的である受療までの思考や行動についての分析結果（**表2**）を，大カテゴリ【日頃の健康行動と実践】【想起する過去の受療体験と受療時のサポート】【受療に対する躊躇】【受療する病院の選択】【手話通訳依頼の判断】ごとに項目立てて，カテゴリ〈　〉，サブカテゴリ〔　〕，コード「　」を用いて説明します．読み手がよりよく理解し納得できるような記述が求められます．

分析結果を**表2**にまとめています．

MEMO

表2 （つづき）

大カテゴリ	カテゴリ	サブカテゴリ
受療に対する躊躇	受療に踏み出せない気持ち	受療すべきか判断しきれない思い
		受療への気の重さ
		過去の受療体験による受療を避けたい思い
		自覚症状の乏しさからくる受療への意識の不足
	受療時のコミュニケーションへの不安	医療者にコミュニケーション手段を十分配慮されなかった経験と思い
		受療時に自由にできないコミュニケーションへの不安
		医療者の聴覚障害者に対する認識のズレ
		通い慣れた病院以外を受療する不安や困難
		情報が入らず見通しのたたない待ち時間の長さ
		医療者の時間や労力を使うことへの気遣い
受療する病院の選択	病院や医療者の情報提供方法・配慮への希望	視覚媒体による情報提供の希望
		健聴者と同様の情報量への希望
		手話で情報が得られることへの希望
		医療者の伝えようとする姿勢や説明方法の工夫への希望
	病院を選定するための物理的環境の思案	病院までの距離の考慮
		待ち時間の長さの考慮
		大きな病院のメリットとデメリット
		初めて行く病院への抵抗
	病院を選定するためのコミュニケーション環境の思案	手話通訳者のいる病院
		手話ができる医療者のいる病院
		医療者の対応のよしあしの考慮
		症状に見合った病院選択のための情報不足による不安
	かかりつけ医の紹介や自己の情報収集による病院選び	かかりつけ医からの病院の紹介
		メディアや口コミをもとにした病院選び
手話通訳依頼の判断	受療時の不安や気遣いによる手話通訳依頼をするかの思案	受療内容の重要度による手話通訳依頼
		初めての治療や検査の際の手話通訳の依頼
		受療中のコミュニケーションへの不安の程度で判断する手話通訳の依頼
		手話通訳の時間や労力を使うことへの気遣い
	これまでの受療経験から考える手話通訳依頼	受療時に手話通訳者がいるメリットを実感した体験
		手話通訳依頼をせずに問題なく受療した体験
		病院側からの手話通訳依頼についての提案
	プライバシーの確保を考慮した手話通訳依頼	手話通訳が同席する時に感じるプライバシーの問題
	病院の手話通訳の未設置や手話通訳依頼制度の問題	病院設置の手話通訳がいないための手話通訳依頼制度の利用
		手話通訳依頼制度の利用に要する時間的余裕の考慮
		手話通訳依頼制度の現状と問題点

1）【日頃の健康行動と実践】

　この大カテゴリは，受療に至る前の日頃の健康に過ごすための行動や，実践には至っていない健康に関する行動，健康に関する不安についての語りが含まれる5つのカテゴリから構成された．

書き方のポイント

- **表2**の続きです．表が分かれる場合は理解しやすいように記述しましょう．

- さらに文章で**表2**を説明する記述をしましょう．

MEMO

〈健康に関する知識を得る方法〉は，聴覚障害者はコミュニケーション手段や，情報取得の方法が個々に異なるという背景の中で，健康について実際にどのように知識を得ているのかを表しているカテゴリである．特に，〔実際の姿や物を見て捉える健康に関する情報の活用〕では，「年の近い人が散歩する姿や持ち物を見て，自分も同じように取り入れて散歩している」，「入院中の食事は，見て食べて分かる情報で，多くのことに気づくことができ，食生活への注意に繋がった」などが語られた．他者の姿や実際の物を，視覚で詳細に観察し，それを情報として活用していた．また，〔医療関係者の手話サークル会員からの健康に関する情報収集〕は「気になることがあった時，病院まで行くのは気が引けるため，気軽に質問できる看護師の手話サークル会員がいるのがいい」，「手話サークルで関わりのある医師から持病に関するアドバイスをもらい気をつけている」などと語られた．医療関係者の手話サークル会員は聴覚障害者にとって健康関連の情報について身近に相談できる存在であった．

〈日常の健康を保つ行動〉では「健康な体のために，毎日体操をしたり，移動は階段を使ったり，骨にいい乳製品を摂ったりしている」，「むくみの改善のために，毎日ウォーキングをしている」，「人間ドックの結果の注意事項やアドバイスを読み，健康維持に努めている」，「ある病気を経験したことがあり，少し症状を感じたら，安静にして再発を防いでいる」などが語られた．食事や運動，健診の受診，持病のコントロールなどさまざまな自分なりの健康行動を実践していた．

〈意義あるろうあ活動継続のための体調管理〉では，「仕事もろうあ活動も，疲れが溜まるのは危ないと思い，無理はせず疲れやストレスを溜めないように注意している」と〔生活に占めるろうあ活動の比重と調整〕をしていることが語られ，意義深いろうあ活動を継続するための，体調管理が存在していた．

〈健康への不安と実践に至らない健康行動〉は，「無料の健康診断は受けているが，がん検診は受けていない」など〔さまざまな事情により実践していない健康行動〕があることや，「今後さらに高齢になると，元気でいられるか不安」など〔加齢に伴う不安と周囲からの心配〕があった．

〈体調不良への対応方法〉では「風邪などの時はまず睡眠をとり，治らなければ，父にすすめられる市販薬を飲み，体に優しい食事をする」など，体調がすぐれないと思った際に〔受療の前に行う体調不良への自分なりの対応〕や〔体調不良時の家族のサポート〕があった．

2）【想起する過去の受療体験と受療時のサポート】

この大カテゴリは，受療前に想起されていた過去の受療体験や過去に受療した際のサポート状況について示しており，5つのカテゴリから構成された．

〈過去のさまざまな受療の状況〉では，「一週間以上，体調不良が続いたり，市販薬を飲ん

書き方のポイント

【日頃の健康行動と実践】の記述は，まずカテゴリ〈健康に関する知識を得る方法〉について，サブカテゴリ〔実際の姿や物を見て捉える健康に関する情報の活用〕をコード「年の近い人が…」「入院中の食事は…」を示して説明しています．

大カテゴリ【想起する過去の受療体験と受療時のサポート】ではまず構成する5つのカテゴリのうちの1つ〈過去のさまざまな受療の状況〉のサブカテゴリ〔自分なりの対応では治らない・・・〕を，コード「一週間以上，体調不良が…」を示して説明しています．

MEMO

でも治らない時に病院へ行く」など〔自分なりの対応では治らない場合の受療〕や，〔健診の結果による受療〕，〔ケガ・痛み・発熱など明確な症状がある場合の受療〕があった．研究協力者の中には，「よくないとは思うが，まず我慢して，我慢の限界になれば病院へ行く」と〔我慢の限界になってからの受療〕をしている者もいた．

〈受療時の不安軽減やサポートになり得る存在〉には，〔困ればまず相談できる家族の存在〕に加えて，「受診にあたり，互いによく知っている慣れた関係は，気軽に話せて安心できるため大切である」，「かかりつけ医は，理解の状況を確認しながら分かりやすく短い文章で，優しく説明を進めてくれ，安心できた」といった〔通い慣れて関係性ができている医療者の存在〕があった．また，「手話のできる病院スタッフがいるとスムーズに説明を受けられ，急に手話通訳を呼べない時にも，大変助かる存在」，「（病院に）手話の上手なスタッフがいるというのは気持ちが楽」など，〔手話のできる医療者の存在〕もあり，コミュニケーションに困らない医療者の存在は受療時の不安の軽減に繋がっていた．

〈適切な受療に繋がる過去の受療体験〉では，「検査時，最初は筆談だったが，今は病院側が説明の書かれた紙を順に見せてくれるようになり楽」など〔スムーズに受療ができた経験とスタッフの対応〕や，「一度手術した経験から，同様の症状が出てきた際，早く治した方がいいと思い，手術を選んだ」など，〔受療が促された病気体験や健診結果〕があった．また，「病院で伝えたいことが分かってもらえるよう，病院に行く前にメモを作っていくこともある」など，〔これまでの受療体験による自分なりの工夫の確立〕があった．

〈スムーズに情報を得られにくかった病院内の状況〉では「大きな病院に行くと，入り方や受付での対応，手続きなど方法が分からないことがたくさんあり気を遣う」，「病院で映像による説明が数種類あったが，字幕か手話のワイプ映像があるとよかった」など，〔聴覚障害者に伝わりやすい案内表示の未整備〕があり，病院内の情報は，視覚的に十分捉えられない現状があった．他にも，「受診時，健聴者は他の健聴者同士のやり取りを聞き，それを見本としてまねることができるが，ろう者はやり取りが聞こえないため見本がなく，どう対応すべきかが分からない」など〔病院で交わされる会話が聴き取れないことによる状況や対応方法の把握の難しさ〕があった．健聴者が自然と耳にする病院内で交わされている会話も，重要な情報の1つであることが分かった．また，「手話が通じれば，痛みの程度なども適切に分かってもらえると思う」など〔手話によるスムーズな会話ができない不便〕により，痛みの程度など詳細で的確な症状を伝えられにくい現状があった．

〈受療を阻んだサポートの不足〉では，「もうダメと思う症状で帰宅し，誰か来て病院へ連れて行ってほしかったが，一人で対応し怖かった」といった〔サポートを得られず受療できなかった体験〕があった．

書き方のポイント

> カテゴリ〈適切な受療に繋がる過去の受療体験〉については,「検査時,最初は〜」のコードを示して,サブカテゴリ［スムーズに受療ができた経験とスタッフの対応］の説明を記述しています.

> カテゴリ〈スムーズに情報を得られにくかった病院の状況〉は,サブカテゴリ［聴覚障害者に伝わりやすい案内表示の未整備］の代表的な2つのコード「大きな病院に行くと〜」「病院で映像による説明が数種類あったが〜」を記述して,視覚的な情報が十分捉えられない現状を説明しています.

MEMO

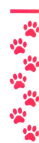

3）【受療に対する躊躇】

　この大カテゴリは受療前に抱く受療を躊躇する思いを示しており，2つのカテゴリから構成された．

　〈受療に踏み出せない気持ち〉では，〔受療すべきか判断しきれない思い〕として「症状として受診すべきか悩むとともに，コミュニケーションがスムーズにできるかも悩んでおり，受診するか迷っている」といった症状として受療が必要かを悩むとともに，コミュニケーションも不安であり受療を悩む場合があった．また，「病院へ行くのが嫌なのではなく，分からないことが多いから行きたくない」といった，〔受療への気の重さ〕や，「若い頃の病院での辛い経験から，安心して病院へ行けず，受診を控えるのだと思う」といった〔過去の受療体験による受療を避けたい思い〕があった．他に，「医師から大丈夫だがまだ通院するよう言われた際，大丈夫ならもう終わり，自分も元気になってきたと思い，薬も通院も中断した」など〔自覚症状の乏しさからくる受療への意識の不足〕があった．

　〈受療時のコミュニケーションへの不安〉ではあらゆるコミュニケーションの不安や気遣いを受療前から抱えていた．「医師は一言の説明のみで，分からないことが多く，不安でたまらなかった」，「ろうあ者の診察は大変と思い，紙に専門用語を含んだ難しい文章を書いて終わりにされ，分かりやすい説明をもらえなかった」など〔医療者にコミュニケーション手段を十分配慮されなかった経験と思い〕があった．「病院へ行くにあたり，一番不安なことはコミュニケーション」，「病院への行きやすさはコミュニケーションがスムーズかどうかがカギ」と〔受療時に自由にできないコミュニケーションへの不安〕があり，受療時にコミュニケーションが自由にできるかどうかは，受療前に必ず考慮していた．「聞こえない人の中にいろんなタイプがいて，コミュニケーション方法もさまざまであることを医療者は知らないと思う」，「医師は筆談で丁寧には書いてくれたが，難しい長文で読むのも理解するのも大変だった」など〔医療者の聴覚障害者に対する認識のズレ〕があり，「医療者へ聴覚障害者についての知識を広める必要がある」ことも分かった．他に「診察時，色々（コミュニケーション方法を駆使しながら）伝えるのが大変で時間がかかるときは，遠慮して仕方なく終わりにすることがある」，など〔医療者の時間や労力を使うことへの気遣い〕があった．受療時の情報は自己の身体についての大切な情報であるにもかかわらず，受療前から医療者に対して遠慮をしていることが分かった．

4）【受療する病院の選択】

　この大カテゴリは，受療前に病院を選択する際に思案することを示しており，4つのカテゴリから構成された．

　〈病院や医療者の情報提供方法・配慮への希望〉では，どのような配慮を聴覚障害者が希

書き方のポイント

【受領する躊躇】でも同様に2つのカテゴリ〈受領に踏み出せない気持ち〉〈受領時のコミュニケーションへの不安〉を示し，それぞれのサブカテゴリの説明を記述しています．

カテゴリ〈受領時のコミュニケーションの不安〉は，サブカテゴリ〔医療者にコミュニケーション手段を十分配慮されなかった経験と思い〕の代表的な2つのコード「医師は一言の説明のみで〜」「ろうあ者の診察は大変と思い，〜」を記載して，研究協力者が受領前から持っているコミュニケーションへの不安や気遣いについて説明しています．

【受領する病院の選択】でも同様に，4つのカテゴリ〈病院や医療者の情報提供方法・配慮への希望〉〈病院を選定するための物理的環境〉〈病院を選定するためのコミュニケーション環境の思案〉〈かかりつけ医の紹介や事故の情報収集による病院選び〉を示し，それぞれのサブカテゴリの説明を記述します．

MEMO

望しているかが語られた．〔視覚媒体による情報提供の希望〕や，「ろう者は，何のための治療かなど情報がないと不安であり，情報がほしいという思いが強い．健聴者・ろう者にかかわらず，健聴者と同様に十分な説明をしてもらいたいというのが一番の願い」と〔健聴者と同様の情報量への希望〕があった．また，「病院関係の手話通訳については，専門用語の知識や病名の意味をつかむ必要があるため，医師や看護師が手話を習得してくれるのがベスト」といった〔手話で情報が得られることへの希望〕や，手話ではなくても，「医療者が手話を覚えなければならないとは思っていないが，伝えようという工夫がほしい」，「手話ができなくても，医師が分かりやすく口を動かすなどコミュニケーションをとってくれる姿勢があれば，行こうと思える」といった，〔医療者の伝えようとする姿勢や説明方法の工夫への希望〕もあった．

〈病院を選定するための物理的環境の思案〉では病院を選択するために，距離，待ち時間，病院の規模や専門性など物理的な環境を考慮していた．また「初めての病院は院内の構造や雰囲気が分からず，行かざるを得ないような体調にならない限り行こうと思わない」と〔初めて行く病院への抵抗〕があった．

〈病院を選定するためのコミュニケーション環境の思案〉では「病院を選ぶには医師の腕もあるが，手話ができる看護師がいてスムーズにコミュニケーションできるということも大切」などがあり，受療する病院の選択には物理的環境の思案のみならず，コミュニケーションがスムーズにできるかも選定基準となっていた．

〈かかりつけ医の紹介や自己の情報収集による病院選び〉では病院の選定方法として，〔かかりつけ医からの病院の紹介〕や，「インターネットで近くの病院を調べていくこともある」など〔メディアや口コミをもとにした病院選び〕があった．

5）【手話通訳依頼の判断】

この大カテゴリでは，受療前に手話通訳を依頼するかどうかの判断について，4つのカテゴリから構成された．

〈受療時の不安や気遣いによる手話通訳依頼をするかの思案〉は，受療にあたりどのような不安があれば，手話通訳の依頼をするかを示す．受療内容の重要度や経験したことがある治療か，コミュニケーションがとれるかといった不安により，手話通訳を依頼する，もしくはしないことがあった．また，「手話通訳をささいなことで呼ぶのは申し訳ないという気遣いがあり，明らかに異常となってから受診をすることがある」など，〔手話通訳の時間や労力を使うことへの気遣い〕をしながら手話通訳の依頼を思案していた．

〈これまでの受療経験から考える手話通訳依頼〉では〔受療時に手話通訳者がいるメリットを実感した体験〕をしたことがあれば，手話通訳を依頼する傾向にあり，逆に〔手話通訳

書き方のポイント

【手話通訳者依頼の判断】でも同様に，4つのカテ
ゴリ〈受療時の不安や気遣いによる手話通訳依頼
をするかの思案〉〈これまでの受療経験から考える手話
通訳依頼〉〈プライバシーの確保を考慮した手話通訳依
頼〉〈病院の手話通訳の未設置や手話通訳依頼制度の問
題〉ごとに，それぞれのサブカテゴリの説明を代表的な
コード「」を記載して説明します．

MEMO

依頼をせずに問題なく受療した体験〕があれば，手話通訳依頼の必要性を感じていなかった．また，〔病院側から手話通訳依頼についての提案〕がなされ，それに従い依頼，もしくは依頼しないことがあった．

〈プライバシーの確保を考慮した手話通訳依頼〉では，「自分の身体の状態を知られることへの抵抗と，筆談で大丈夫と思うことから，手話通訳は依頼したことがない」，「恥ずかしい病気の受診時は手話通訳を呼ばない」など，プライバシーに関わる情報が手話通訳に知られることへの抵抗や，羞恥心の有無によって手話通訳の依頼が判断されていた．

〈病院の手話通訳の未設置や手話通訳依頼制度の問題〉では，「FAXで手話通訳を依頼できる人は限られており，メールでも依頼可能など，世代や障害の重・軽症を問わず手話通訳制度を利用できるシステムを作ってほしい」，「重病できちんと情報を知るには，通訳は必要だが，その都度違う通訳が来るため，経過説明が毎回大変」など手話通訳に関する制度の課題も存在した．

Ⅳ 考 察

聴覚障害者のコミュニケーションの多様性やネットワークの特徴，受療前の思考や行動の特徴や，その特徴に合わせた聴覚障害者への支援について考察する．

1. 研究協力者のコミュニケーション手段の多様性とネットワークの特徴

今回の研究協力者の年齢は幅広く，育った時代背景，受けた教育，家族構成もそれぞれ異なっていた．全員手話でインタビューを行い，手話が1つのコミュニケーション手段であることは共通であったが，手話以外に活用しているコミュニケーション手段は相手や育った背景により異なっていた．聴覚障害者の多様性はこれまでにも示されており[11]，多様な背景，コミュニケーション手段をもつ聴覚障害者へ適切な支援を行うためには個々に見合ったコミュニケーション手段を確認し，十分な情報保障を行えるよう考慮する必要がある．また，今回の研究協力者の特徴として，日頃より手話通訳者や手話サークル会員，聴覚障害者同士とのネットワークをもっていた．聴覚障害者にとって，このネットワークは相談や情報の取得ができる身近で大切な存在であると考えられた．

2. 受療前の思考と行動の特徴

1）日頃の健康行動と実践

〈健康に関する知識を得る方法〉では健聴者と同様にインターネットなどを活用し情報を得ていることが語られた．加えて「年の近い人が散歩する姿や持ち物を見て，自分も同じよ

書き方のポイント

考察では，本研究の緒言に記した目的「聴覚障害者の受療前の思考や行動を明らかにする」に対応した内容を書きます．

考察の最初には，質的研究でも量的研究と同じように本研究の研究協力者の特徴について，文献を引用した考察を記載します．「1. 研究協力者のコミュニケーション手段の多様性とネットワークの特徴」としています．

受療前の思考と行動の特徴について分析結果より，考察の柱1）〜3）の項目を挙げて研究目的に対応した考察を記述します．本研究では，1）日頃の健康行動と実践，2）受療前に想起する体験とコミュニケーション，3）コミュニケーション環境を考慮した病院の選択と手話通訳依頼の判断，としました．

MEMO

うに取り入れて散歩している」などと実際の姿や物を見て，それを詳細に観察し，記憶して情報を得ている．聴覚障害者は，視覚から得られる情報を多く活用しており，情報提供には，図，模型による実物や映像など視覚により物事の全体像を捉えやすい方法の活用が望まれる．

〈日常の健康を保つ行動〉では食事や運動などの健康行動が語られた．〈意義あるろうあ活動継続のための体調管理〉ではストレスを溜めないよう過ごしていることなどが語られ，健康寿命に関係する健康習慣[12]の内容と一致していると考えられる．

また，本結果では，ろうあ活動は生活に密着し重要な位置付けであり，ろうあ活動の継続と自身の生活を両立できるような健康管理をしていた．これは，研究協力者が聴覚障害者協会に所属していることによる特徴的な行動と考える．

2）受療前に想起する体験とコミュニケーション

【想起する過去の受療体験と受療時のサポート】や【受療に対する躊躇】にみられた医療者の聴覚障害者に対する姿勢やコミュニケーションへの配慮について，聴覚障害者は受療前から思い出していた．

医療者のコミュニケーションの姿勢が，〈受療時の不安軽減やサポートになり得る存在〉や〈適切な受療に繋がる過去の受療体験〉として想起される場合もあれば，〈受療時のコミュニケーションへの不安〉に繋がっている場合があった．特に，〈受療時のコミュニケーションへの不安〉の中で，医療者への気遣いやコミュニケーションがスムーズにできないことから，診察時聞きたいことがあっても遠慮する現状があった．聴覚障害者は，疾患や治療など十分に理解できないまま診察が終わる体験をしており[13]，今回の対象者も同様に過去の受療体験が【受療に対する躊躇】に繋がっている可能性が考えられる．これまでにも，医師と患者の効果的なコミュニケーションは患者の健康状態を促進させ[14]，医師とのコミュニケーションの質はがん患者のQOLや満足度に影響する[15]と報告されている．聴覚障害者が受療時に経験した医療者とのコミュニケーションの体験は，聴覚障害者のその後の受療前の思考に影響を及ぼし，受療行動の促進や継続，ひいては健康状態を左右する可能性が示唆される．

他に診察場面のコミュニケーション以外にも，健聴者は自然と耳にする病院内での会話を聞き，周囲の状況を把握することができるが，聴覚障害者はそういった情報を得ることができない．周囲の情報がリアルタイムに得られず，状況把握が遅れることによる戸惑いも抱えていると考える．そしてそれが，〔受療への気の重さ〕に繋がる可能性も考えられる．聴覚障害者が周囲の状況を把握しやすいよう，視覚で捉えやすい病院内の環境整備や，状況を伝えるコミュニケーションも必要であると考えられる．

書き方のポイント

> **学習** 考察の2-2)「受療前に想起する体験とコミュニケーション」では，冒頭に簡潔に結果を述べて，そのあとにカテゴリや文献を引用して考察を記述します．

MEMO

3）コミュニケーション環境を考慮した病院の選択と手話通訳依頼の判断

　先行研究では，病院の選択理由として，『医師による紹介』や『交通の便が良い』，『専門性が高い医療を提供している』などが挙げられている[16]．本結果においても，聴覚障害者は健聴者と同様に，かかりつけ医からの紹介や利便性などを選択理由にしている．しかし，それらに加え，〈病院を選定するためのコミュニケーション環境の思案〉が示され，十分なコミュニケーションが確保できる人的な環境は重要な病院の選択理由であった．他の聴覚障害者を対象とした研究でも，職員が手話をできるとよい，もしくは手話ができなくてもあいさつを手話でしてもらえると嬉しい[17]とコミュニケーション環境の課題が示されている．病院を選択するにあたり，コミュニケーションの環境は重要であることが示唆される．

　また，本結果では，受療前の手話通訳依頼の判断も，受療時のコミュニケーションを考慮していた．しかし，〔手話通訳が同席する時に感じるプライバシーの問題〕や，〔手話通訳依頼制度の現状と問題点〕などがあり，手話通訳を依頼しない聴覚障害者もいた．先行研究でも健診の手話や筆記通訳者の派遣が，必要という意見と，健康に関する内容は知られたくないという双方の意見[18]が示され，手話通訳者に個人情報を知られることへの抵抗を感じる聴覚障害者は多い．手話のできる医療者もしくは手話ができなくても，コミュニケーション手段を工夫し，十分な情報保障を行える医療者の充実と養成する環境の検討が求められる．

3. 研究の限界と課題

　本研究の研究協力者は一地域のX市聴覚障害者協会に属する聴覚障害者の分析結果のため一般化はできない．また，中途失聴者や聴覚障害以外の障害を重複する者，未就学者は対象としていないため，今後はより幅広い聴覚障害者を対象とした研究を行う必要がある．

Ⅴ 結論

　聴覚障害者の受療前の思考や行動を明らかにするため，手話によるインタビューを行った．その結果，【日頃の健康行動と実践】，【想起する過去の受療体験と受療時のサポート】，【受療に対する躊躇】，【受療する病院の選択】，【手話通訳依頼の判断】といった思考や行動をしていることが明らかとなった．聴覚障害者の適切な受療を支援するために，医療者は聴覚障害者の受療前の思いを理解し，適切なコミュニケーションにより情報保障を行うとともに，聴覚障害者に理解しやすい病院内の環境整備を行う必要があると示唆された．

　本研究にあたり，インタビューにご協力いただいた研究協力者の皆様，手話通訳者の皆様に心より感謝いたします．

　本研究に関して，開示すべき利益相反（COI）はありません．

書き方のポイント

- 考察の2-3)「コミュニケーション環境を考慮した病院の選択と手話通訳依頼の判断」では，コミュニケーション環境と病院の選択について先行研究を引用して，本研究の結果についての考察を記述します．

- 「研究の限界と課題」では，論文で言及できる限界について記します．質的研究では，一論文のみの分析結果から「一般化」まで求めることは難しいです．また，研究の今後の課題についても記述します．

- 「結論」では，研究目的，研究方法，結果と考察を簡潔にまとめて記載します．ここまでが論文の本文となります．

- 最後には，利益相反について記述します．また，謝辞を書くこともあります．

MEMO

◆文献◆

1）厚生労働省社会・援護局障害保健福祉部 企画課．平成28年生活のしづらさなどに関する調査（全国在宅障害児・者等実態調査）結果の概要．平成30年4月9日
http://www.mhlw.go.jp/toukei/list/dl/seikatsu_chousa_b_h28.pdf（2019年12月5日アクセス可能）

2）厚生労働省 地域社会における共生の実現に向けて 新たな障害保健福祉施策を講ずるための 関係法律の整備に関する法律について．https://www.mhlw.go.jp/seisakunitsuite/bunya/hukushi_kaigo/shougaishahukushi/sougoushien/dl/sougoushien-06.pdf（2019年12月5日アクセス可能）

3）渡辺正夫．意思疎通支援事業の策定と今後の関わり方．手話通訳問題研究 2014；130：39-42.

4）宮坂忠夫，川田智恵子，吉田亨．最新保健学講座別巻1健康教育論，株式会社メヂカルフレンド社2014；2：98-100.

5）名嘉美香，石川りみ子，玉井なおみ他．外来受診時に聴覚障害者が求めるコミュニケーション手段．日本看護学会論文集 看護総合 2007；38：472-474.

6）清水 由香里，叶谷 由佳，佐藤 千史．聴覚障害者の医療機関受診時の不安と実際の病院の対応．看護管理 2005；15：20-23.

7）Annie G. Steinberg, Steven Barnett, Helen E.Meador, et al. Health Care System Accessibility Experiences and Perceptions of Deaf People. Journal of General Internal Medicine 2006；21：260-266.

8）Lisa I,Iezzoni, Bonnie L.O'day, Mary Killeen, et al. Communicating about Health Care：Observations from Persons Who Are Deaf or Hard of Hearing. Annals of Internal Medicine 2004；140：356-362.

9）Catherine Marshall, Gretchen B. Rossman. Designing qualitative research 3rd.edition. the United States of America：SAGE Publication, Inc. 1999；32-34.

10）グレッグ美鈴，麻原きよみ，横山美江編．よくわかる質的研究の進め方・まとめ方 看護研究のエキスパートをめざして，医歯薬出版株式会社2014；64-69.

11）原順子．聴覚障害者へのソーシャルワーク専門性の構築を目指して，明石書店2015；16-20

12）小山洋，辻一郎編．シンプル公衆衛生学2015，南江堂2015；60-61.

13）David Reeves MD, Brian Kokoruwe. Communication and Communication Support in Primary Care：A Survey of Deaf Patients. Audio logical Medicine 2005；3：95-107.

14）M A Stewart. Effective physician-patient communication and health outcomes：a review. CMAJ 1995；152：1423-1433.

15）Ong LM, Visser MR, Lammes FB, et al. Doctor–Patient communication and cancer patients' quality of life and satisfaction. Patient Education and Counseling 2000；41：145-156.

16）厚生労働省 平成29年受療行動調査（概数）の概況．結果の概要．
https://www.mhlw.go.jp/toukei/saikin/hw/jyuryo/17/dl/kekka-gaiyo.pdf（2019年12月5日アクセス可能）

17）泉井里江子，後藤紀代美，南由紀子他．聴覚障がい者ならびに視覚障がい者に対するより良い健診方法についての検討．予防医学ジャーナル 2012；465：21-25.

18）橋爪裕美子，岩渕紀雄，石井享子．地域における聴覚障害者の健康管理に関する研究―健康診断への参加状況とその課題―．保健の科学 1995；37：489-495.

書き方のポイント

文献記載は，投稿規定に則った様式を確認して，引用した文献を記載します．投稿先の学術誌ごとに文献記載方法は異なりますので，よく確認しましょう．

2 事例②に基づく学会発表(抄録)の書き方ガイド

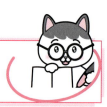

長寿社会における老いの受容プロセスを含む日本人超高齢者のサクセスフル・エイジング

○佐藤 理子[1]　桂 敏樹[2]　星野 明子[3]　臼井 香苗[2]

1) 京都市上京保健センター
2) 京都大学大学院医学研究科人間健康科学系専攻予防看護学分野
3) 京都府立医科大学保健看護研究科地域看護学

目的:日本人の寿命伸長に伴い,従来のサクセスフル・エイジングの概念では日本の超高齢者を捉えきれないことが考えられる.そこで,本研究は老いの受容プロセスを含むサクセスフル・エイジングの概念を再考することを目的とした.

方法:80歳以上の超高齢者を対象に半構造化面接を実施した.研究協力者は,81〜98歳までの男性7名,女性8名の計15名であった.分析はグラウンデッド・セオリー・アプローチを用いた.

結果:超高齢者の老いの受容プロセスを含むサクセスフル・エイジングとして【機能低下の葛藤】,【老いた体との付き合い】,【自分への思い】,【生活への思い】,【社会への思い】,【人生の総括と死への準備】の6つのカテゴリが抽出された.超高齢者は,身体認知機能における【機能低下の葛藤】と【老いた体との付き合い】を行きつ戻りつしながら,老いと向き合い,生活していた.そして,老いに伴う身体認知機能低下と折り合いをつけながら,【自分への思い】や【生活への思い】,【社会への思い】を抱いていた.同時に,【人生の総括と死への準備】を積み重ねながら,死へと向かっていた.これが,日本人超高齢者のサクセスフル・エイジングのプロセスであった.

考察:日本人超高齢者のサクセスフル・エイジングのプロセスは,心身ともに健康で,自立して,社会貢献をし続ける従来指摘された"サクセスフル"な老いではなく,身体認知機能の低下への葛藤とそれに対して折り合いをつけていくことが根幹にあった.そして,超高齢者は,生活を続けながらさまざまな思いを抱きつつも身体認知機能の低下を受容していく.超高齢者のサクセスフル・エイジングでは,身体認知機能に関することと,生活をするうえでさまざまな思いをもつことの両方がバランスを取り,影響し合っていた.同時に,超高齢者は,死をこれまでの人生の少し先にあるものとして捉え,人生の振り返りと今後の準備をしていた.

　本研究から超高齢者のサクセスフル・エイジングは,身体的な制限に対する適応のプロセスやスピリチュアリティを含む総合的な概念であり,抽出したカテゴリ間の関係性を構造図として見い出した.

(佐藤理子,桂 敏樹ほか:長寿社会における老いの受容プロセスを含む日本人超高齢者のサクセスフル・エイジング.第70回日本公衆衛生学会総会抄録集58(10)特別付録:274,2011より引用)

第4章 質的研究の研究成果を公表しよう

書き方のポイント

MEMO

🗝 この抄録は，目的，方法，結果，考察で構成しています．学会によって発表する抄録を構成する項目と文字数は異なります．文字数が少ないので，申請前によく確認して全体の記載配分を考えましょう．
目的として，研究に至った背景である「日本人の寿命伸長に伴い・・・考えられる」を織りこみ，その後に目的を記載しています．

🗝 方法では，研究デザイン・研究方法は質的研究「グラウンデッド・セオリー・アプローチ」，研究対象（質的研究では研究協力者）を記載します．抄録の文字数に余裕があれば，倫理的配慮も書きましょう．

🗝 量的研究では，客観的に考察を混在させずに書くことが基本ですが，質的研究では結果の記述に考察内容が含まれる場合もあります．

🗝 考察では，日本の超高齢者のサクセスフル・エイジングのプロセスに関する分析結果からの考察を，目的に対応して記述することが必要です．また，この抄録の構成に［結論］はないので，考察の最後に結論としてまとめ，「本研究から・・・構造図として見い出した」を記述しました．

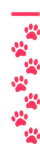

第7歩 質的研究編

あとがき

　看護研究計画書の作成に取り組もうとされている皆さん,『かんたん看護研究計画書 書き方ガイド』を手に取っていただきありがとうございます．看護系の教育研究機関の学生や院生,病院施設の看護師の皆さんは看護研究について学び,文献を読みながら研究の問いを洗練させて,いよいよ看護研究計画書や倫理審査申請書の作成に着手されているところでしょうか？　それとも研究助成の獲得を目指すための研究計画書を作成しているところでしょうか？

　研究を実施する際には研究対象者の尊厳と人権を優先することが求められます．具体的には,研究計画書を基に所属する機関や学会の倫理規定を遵守した倫理審査申請書を作成,それを倫理委員会に申請して承認を得るプロセスのことです．

　研究成果を看護系の学会や関係する医学会等に発表する場合も,学会での発表や投稿にはその研究が倫理審査機関で承認のうえ実施された旨の記述が求められることが多くなりました．日頃の問いを研究の問いへと洗練させ,研究テーマとして設定し,研究計画書と倫理審査申請書を作成することは,研究を実施するために必須の条件になってきました.「え？　ちょっと苦手だなあ」と思った方,初めて研究計画書を作成する初学者の方,皆さんの看護研究を進めるためのアクセルとして,ぜひ本書をご活用ください．

　本書は,皆さんの研究を実践する道のりを研究三山（計画山,倫理山,研究山）の登山にたとえましたね．研究計画書を作成する計画山,倫理審査申請書を作成・申請と承認を含めた倫理山,その後に研究を実施し結果の分析と報告書および論文の作成と投稿を含めた研究山の3つの連峰について,研究デザインの異なる「量的研究」と「質的研究」に分けて,具体例をあげて解説しました．姉妹書『かんたん看護研究』（南江堂）でも,研究の問いを洗練させて研究を進めていくプロセスを山登りにたとえて解説していますが,本書ではもう少し具体的にガイドしたい思いから,事例ごとにポイント解説を入れました．事例を読みながら,気づいたことを記入できるMEMO欄もありますので,ぜひ何度も読み返してご活用ください．

　ご紹介を忘れるところでした……本書では助っ人「ケン博士」と,皆さんと併走する「キュウ助手」に登場してもらいました．今後ともどうぞよろしくお願いします．研究計画書を作成する皆さんが,本書を旅のガイドブックのように気軽に使っていただければ幸いです．

星野明子

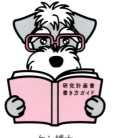
ケン博士

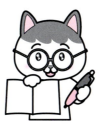
キュウ助手

索 引

和文索引

あ

医学系研究 8
位置づけ 62
医の倫理委員会（京都大学）.. 71
因子分析 113
インセンティブ 105
インタビュー 148
　── ガイド 157
　── 調査 131
　── データ 169
インフォームド・アセント ... 50
インフォームド・コンセント
　.................. 36, 48
エスノグラフィー法 ... 145, 146
横断研究 23
応用研究 65, 85
オープンアクセス 139
思い出しバイアス 117

か

回帰分析 113
回答時間 104
回答者 105
回答所要時間 107
回答方法 104
回答率 103, 104
介入 23
　── 研究 23
概要図 69
科学研究費補助金（科研費）.. 99
　──（採択率）.......... 99
　──（スケジュール）.... 100
学術的意義 62
学術的深化 87
学術的問い 10
学術的独自性 11
学術的背景 10, 82

学術変革領域研究 100
仮説検証型研究 145
仮説探索型研究 145
学会誌 140
学会発表 126
カテゴリ 149
カバーレター 140
観察研究 23
管理体制 33, 164
機縁法 169
記述的研究デザイン 145
記述統計量 132
基盤研究 100
業績 79
共同研究者 35, 77, 95
クラウドファンディング 99
グラウンデッド・セオリー・
　アプローチ ... 146, 167, 207
クラスター分析 113
クリティーク 146
グループインタビュー 149
クレーム対応 106
クロス集計 132
計画図 69
経済的負担 45
経費 12, 97
軽微な侵襲 27
ケースコントロール研究 23
結論 203
研究仮説 23
研究活動 11
研究環境 64, 93
研究業績 12
研究協力施設 102
研究協力者 95, 185
研究計画 89
　── 書 8, 60, 144

研究（限界）............ 117
研究資金 45
研究（実現可能性）....... 4, 95
研究実施体制 93
研究助成 74
　── 申請書 60, 74
　── 申請書の書き方ガイド
　.................. 76
研究遂行能力 64
研究成果公開促進費 100
研究説明文書 36
　── の書き方ガイド 40
研究対象者 185
研究デザイン ... 23, 115, 145
研究の問い 144
研究方法 11, 63
研究目的 11, 63
研究（枠組み）............ 144
検出力（1-β）............ 23
現象学的アプローチ 146
現象学的方法 145
検証的研究 21, 85
原著論文（Article, Original
　Article）................ 139
厳密性の確保 175, 183
厳密性の保持 171
公益財団法人助成財団センター
　（JFC）................ 99
口演スライド 127
効果量 23
校正会社 140
口頭発表 126
公募研究 100
項目の定義 115
交絡因子 114
コード化 149
国内外の動向 62

国立研究開発法人科学技術
　振興機構（JST）‥‥‥‥‥ 99
個人情報の取り扱い ‥‥ 45, 103
個別（個人）インタビュー ‥‥ 148
コホート研究 ‥‥‥‥‥‥‥ 23
コミュニケーションツール ‥ 106
コラボリー ‥‥‥‥‥‥‥‥ 99
コレスポンデンス分析 ‥‥‥ 113
コンジョイント分析 ‥‥‥‥ 113

さ

サイエンスポータル ‥‥‥‥ 99
採択（Accept）‥‥‥‥‥‥ 140
雑誌投稿論文の書き方ガイド
　‥‥‥‥‥‥‥‥‥‥‥‥ 178
サンプリング ‥‥‥‥‥‥‥ 21
サンプルサイズ ‥‥‥‥‥‥ 23
　──の算定 ‥‥‥‥‥‥‥ 23
自記式質問紙調査 ‥‥‥‥‥ 131
資金提供者 ‥‥‥‥‥‥ 33, 163
示説発表 ‥‥‥‥‥‥‥‥‥ 136
実験研究 ‥‥‥‥‥‥‥‥‥ 145
実態調査型研究 ‥‥‥‥‥‥ 145
質的研究 ‥‥‥‥‥‥ 110, 145
　──デザイン ‥‥‥‥‥‥ 145
質的データ分析 ‥‥‥‥‥‥ 149
質問項目 ‥‥‥‥‥‥‥‥‥ 104
質問紙調査 ‥‥‥‥‥‥‥‥ 102
社会的意義 ‥‥‥‥‥‥‥‥ 89
社会的還元 ‥‥‥‥‥‥‥‥ 87
謝礼 ‥‥‥‥‥‥‥‥‥‥‥ 45
重回帰分析 ‥‥‥‥‥ 113, 131
自由回答形式 ‥‥‥‥‥‥‥ 104
修正依頼（Major revision, Minor
　revision）‥‥‥‥‥‥‥‥ 140
縦断研究 ‥‥‥‥‥‥‥‥‥ 23
重篤な有害事象 ‥‥‥‥‥‥ 27
主成分分析 ‥‥‥‥‥‥‥‥ 113

出版バイアス（publication bias）
　‥‥‥‥‥‥‥‥‥‥‥‥ 103
主要評価項目 ‥‥‥‥‥‥‥ 29
承諾書 ‥‥‥‥‥‥‥‥‥‥ 56
　──の書き方ガイド ‥‥‥ 57
情報管理体制 ‥‥‥‥‥‥‥ 163
奨励研究 ‥‥‥‥‥‥‥‥‥ 100
抄録 ‥‥‥‥‥‥‥‥‥‥‥ 127
　──（学会発表）の書き方ガイド
　‥‥‥‥‥‥‥‥‥ 128, 207
　──（雑誌投稿論文）‥‥‥ 179
除外基準 ‥‥‥‥‥ 23, 131, 169
緒言 ‥‥‥‥‥‥‥‥‥‥‥ 179
助成申込金額 ‥‥‥‥‥‥‥ 81
試料・情報（二次利用）‥‥‥ 47
試料・情報（保管と廃棄）‥‥ 45
事例研究 ‥‥‥‥‥‥‥‥‥ 145
人件費 ‥‥‥‥‥‥‥‥‥‥ 97
侵襲 ‥‥‥‥‥‥‥‥‥‥‥ 27
図のチェックポイント ‥‥‥ 121
図表 ‥‥‥‥‥‥‥‥‥‥‥ 68
スライド ‥‥‥‥‥‥‥‥‥ 126
　──の書き方ガイド ‥‥‥ 130
セッティング ‥‥‥‥‥‥‥ 155
説明変数 ‥‥‥‥‥‥ 29, 131
先行研究 ‥‥‥‥‥ 21, 83, 153
潜在的利益 ‥‥‥‥‥‥‥‥ 159
選択基準 ‥‥‥‥‥‥‥‥‥ 23
選択バイアス ‥‥‥‥‥‥‥ 117
総説論文（Review）‥‥‥‥‥ 139
測定機関 ‥‥‥‥‥‥‥‥‥ 25
測定機器 ‥‥‥‥‥‥‥‥‥ 25
測定項目 ‥‥‥‥‥‥‥‥‥ 25
測定指標 ‥‥‥‥‥‥‥‥‥ 25
測定者 ‥‥‥‥‥‥‥‥‥‥ 25
測定方法 ‥‥‥‥‥‥‥‥‥ 25
組織図 ‥‥‥‥‥‥‥‥‥‥ 69

組織的な対応 ‥‥‥‥‥‥‥ 106

た

対象集団 ‥‥‥‥‥‥‥‥‥ 185
体制図 ‥‥‥‥‥‥‥‥‥‥ 69
代諾者 ‥‥‥‥‥‥‥‥‥‥ 50
多次元尺度構成法 ‥‥‥‥‥ 113
多変量解析 ‥‥‥‥‥‥ 29, 111
単純集計 ‥‥‥‥‥‥‥‥‥ 132
単変量解析 ‥‥‥‥‥‥ 29, 111
逐語録 ‥‥‥‥‥‥‥‥‥‥ 175
着想に至った経緯 ‥‥‥ 61, 83
聴覚障害者 ‥‥‥‥‥‥‥‥ 178
超高齢者 ‥‥‥‥‥‥‥‥‥ 166
調査票 ‥‥‥‥‥‥‥‥‥‥ 103
調整変数 ‥‥‥‥‥‥ 29, 131
挑戦的研究 ‥‥‥‥‥‥‥‥ 100
データ ‥‥‥‥‥‥‥‥‥‥ 69
適格基準 ‥‥‥‥‥‥ 23, 131
同意書 ‥‥‥‥‥‥‥‥‥‥ 48
　──の書き方ガイド ‥‥‥ 52
統計 ‥‥‥‥‥‥‥‥‥‥‥ 115
　──手法 ‥‥‥‥‥‥‥‥ 115
　──（時点）‥‥‥‥‥‥‥ 115
　──（範囲）‥‥‥‥‥‥‥ 115
統合 ‥‥‥‥‥‥‥‥‥‥‥ 149
投稿雑誌（ジャーナル）‥‥‥ 139
督促 ‥‥‥‥‥‥‥‥‥‥‥ 105
特別推進研究 ‥‥‥‥‥‥‥ 100
独立行政法人日本学術振興会
　（JSPS）‥‥‥‥‥‥‥‥‥ 99

は

バイアス ‥‥‥‥‥‥‥‥‥ 117
廃棄 ‥‥‥‥‥‥‥‥‥‥‥ 33
　──方法 ‥‥‥‥‥‥‥‥ 164
　──までの期間 ‥‥‥‥‥ 164
配信設定 ‥‥‥‥‥‥‥‥‥ 107
波及効果 ‥‥‥‥‥‥‥ 65, 87

ハゲタカジャーナル ……… 139
パス解析 ……………… 113
半構造化面接 ……… 156,175
判別分析 ……………… 113
人を対象とする医学系研究に
　関する倫理指針 …… 8,31,161
評価介入研究 ………… 145
表のチェックポイント …… 123
標本 ……………………… 23
非ランダム化比較試験 …… 116
フィールド …………… 102
　── 研究 …………… 95
　── ワーク ………… 146
フェイスシート ………… 156
フォーカスグループインタビュー
…………………………… 149
フォローアップ ………… 105
副次的評価項目 ………… 29
不採択（Reject）………… 140
文献 ……………………… 35
分析方法 ……………… 110
分類 …………………… 149
ベースフォント ………… 67
ヘルシンキ宣言 ……… 31,161
保管方法 …………… 33,164
母集団 ………………… 21
ポスター ……………… 127
　── の書き方ガイド …… 136
　── 発表 …………… 126

ま

未回答者 ……………… 105
未成年者 ……………… 50
面接インタビュー調査 …… 169
目的変数 …………… 29,131

や

有意水準（α）………… 23
有害事象 ……………… 27

郵送調査 ……………… 107
雪だるま式 …………… 169
要約 …………………… 112
　── 統計量 ………… 111
予測 …………………… 112

ら

ラベル名 ……………… 149
ランダム化比較試験（RCT）
…………………………… 115
利益相反（COI）
………… 33,45,126,163
リサーチクエスチョン
………… 21,23,85,155
リテラシー …………… 115
リマインド …………… 102
略歴 …………………… 79
量的研究 ……… 20,110,145
理論検証型事例分析法 …… 146
理論的サンプリング …… 167
理論的飽和 …………… 167
倫理委員会 …………… 93
倫理指針 ……………… 8
倫理審査 …………… 8,126
　── 委員会 ………… 9
　── 申請書 ………… 60
　── 申請書（研究計画書） … 13
　── 申請書（研究計画書）の
　　書き方ガイド … 20,152,166
倫理的配慮 ……… 12,65,183
レター論文（Letter）……… 139
連結可能性 …………… 163
連結可能匿名化・連結不可能
　匿名化 ……………… 31
ロジスティック回帰分析
………………… 113,131
論文掲載 ……………… 141

わ

若手研究 ……………… 100

欧文索引

academist ……………… 99
Accept ………………… 140
Article ………………… 139
conflict of interest（COI）
……………………… 33,126
impact factor（IF）……… 139
KJ法 …………………… 146
Letter ………………… 139
Major revision ………… 140
Minor revision ………… 140
oral presentation ……… 126
Original Article ………… 139
poster presentation …… 126
publication bias ……… 103
RCT …………………… 115
Reject ………………… 140
research question（RQ）
………… 21,23,85,155
Review ………………… 139
SAS …………………… 110
SPSS ………………… 110
Web調査 ……………… 107

かんたん看護研究計画書 書き方ガイド 研究立案から論文投稿・学会発表まで

2025 年 2 月 5 日　発行	編集者 桂　敏樹, 星野明子
	発行者 小立健太
	発行所 株式会社 南 江 堂
	〒113-8410 東京都文京区本郷三丁目 42 番 6 号
	☎(出版)03-3811-7189　(営業)03-3811-7239
	ホームページ https://www.nankodo.co.jp/
	印刷・製本 三美印刷
	装丁 渡邊真介

Easy to follow Guide to Nursing Research Proposals
©Nankodo Co., Ltd., 2025

定価は表紙に表示してあります.	Printed and Bound in Japan
落丁・乱丁の場合はお取り替えいたします.	ISBN 978-4-524-22688-7
ご意見・お問い合わせはホームページまでお寄せください.	

本書の無断複製を禁じます.

[JCOPY] 〈出版者著作権管理機構 委託出版物〉
本書の無断複製は,著作権法上での例外を除き禁じられています.複製される場合は,そのつど事前に,出版者著作権管理機構(TEL 03-5244-5088,FAX 03-5244-5089,e-mail: info@jcopy.or.jp)の許諾を得てください.

本書の複製(複写,スキャン,デジタルデータ化等)を無許諾で行う行為は,著作権法上での限られた例外「私的使用のための複製」等を除き禁じられています.大学,病院,企業等の内部において,業務上使用する目的で上記の行為を行うことは私的使用には該当せず違法です.また私的使用であっても,代行業者等の第三者に依頼して上記の行為を行うことは違法です.

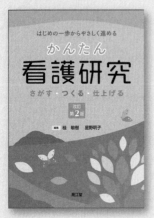

はじめの一歩からやさしく進める

かんたん看護研究

さがす・つくる・仕上げる

改訂第2版

編集 桂 敏樹　星野明子

■B5判・234頁　2020.3.
ISBN978-4-524-22507-1
定価 2,640 円（本体 2,400 円+税 10%）

どこから取り組めばよいかわからない，
難しくてうまく進められない「看護研究」をやさしく導き，
本書どおりに進めれば効率よく仕上がる，看護研究のガイドブック．
ポイントをおさえたやさしい解説で，苦手意識を取り除き，
「あなた」の看護研究が上手に仕上がるようになる最適な一冊．
今改訂では文献の検索方法や倫理審査に関する項目をアップデート．
現代に即した使いやすい参考書となった．

ケアを可視化！
中範囲理論・看護モデル

事例を読み解く型紙

編集　荒尾晴惠

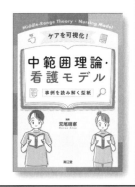

事例報告書の作成にも活用できる中範囲理論・看護モデルを複数紹介．教科書的に知識を詰め込むのではなく，事例を通して理論の使いかたを学ぶことで，はじめてでも無理なく事例分析が始められる．「どの理論をどう使えばよいかわからない」と悩む理論初学者に最適な一冊．

■B5判・220頁　2021.3.　ISBN978-4-524-24661-8　定価 3,300 円（本体 3,000 円+税 10%）